AF453406

LE TRAITEMENT

DES

PLAIES DE GUERRE

A. SARTORY

Professeur agrégé à l'École supérieure de Pharmacie de Paris
Chef du Service Bactériologique à l'École supérieure de Pharmacie de Nancy
Lauréat de l'Institut et de l'Académie de Médecine

LE TRAITEMENT

DES

PLAIES DE GUERRE

AVEC 6 FIGURES DANS LE TEXTE
5 PLANCHES EN NOIR ET 1 PLANCHE EN COULEURS HORS TEXTE

LIBRAIRIE MILITAIRE BERGER-LEVRAULT

PARIS	NANCY
5-7, RUE DES BEAUX-ARTS	RUE DES GLACIS, 18

1917

INTRODUCTION

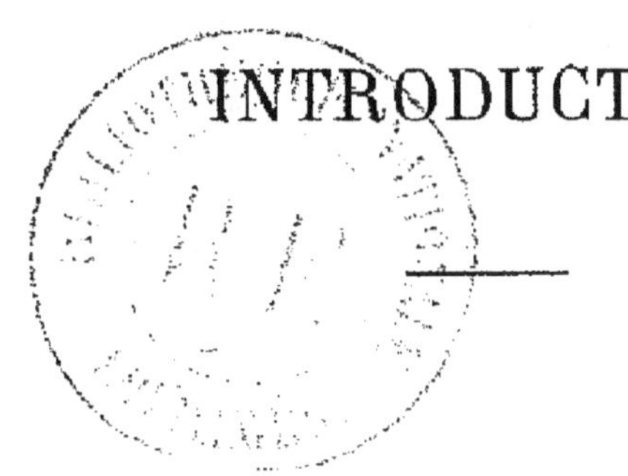

L'infection des plaies de guerre est à l'ordre du jour. A tous moments, durant la terrible épreuve que nous traversons, des problèmes nouveaux se posent pour chacun, et en particulier pour le chirurgien.

Les infections spéciales, qui apparaissent surtout au front, naissent et se développent avec une rapidité déconcertante pour le bactériologiste et le biologiste; ces infections trouvent un terrain favorable chez les blessés.

Les inventions de la guerre moderne ont augmenté dans des proportions énormes le nombre et la forme des blessures. Les balles, les éclats d'obus, de bombes, de grenades, de torpilles, les liquides enflammés et corrosifs, occasionnent les accidents les plus divers.

Toutefois, on éprouve un soulagement en pensant que la science actuelle ne s'est pas seulement ingéniée à détruire, mais qu'elle a contribué aussi, bien que dans une faible part, à la diminution des maux de l'humanité.

S'il est aisé de détruire, moins facile est de réparer,

et il a fallu toute l'ardeur patriotique de nos savants, de nos chirurgiens, de nos médecins, pour se mettre courageusement à l'œuvre du formidable sauvetage que leur a imposée la barbarie allemande.

Et aux miracles de la science sont venus se joindre les miracles du dévouement ; tous, infirmiers comme infirmières, ont voulu apporter, jour et nuit, à nos savants la collaboration inlassable de la plus sublime charité.

Lors de la déclaration de la guerre en août 1914, au milieu du désarroi de l'organisation hâtive des premiers secours, les efforts ont tendu tout d'abord au soulagement immédiat du blessé. Chacun a proposé une méthode ; l'iode, l'alcool, l'éther, le formol, le gaïacol, etc., etc., ont successivement joué leur rôle ; des produits antiseptiques de moindre puissance ont été préconisés également ainsi que certains sérums thérapeutiques et certains liquides nutritifs.

Dans la suite, un grand nombre de procédés ont été éliminés par nos chirurgiens devant l'évidente efficacité de certaines méthodes.

Il nous a paru instructif, pour renseigner le lecteur, devant la variété des procédés et les divergences d'opinions, de faire connaître quelques-uns des principaux résultats obtenus par les méthodes les plus diverses.

Tout d'abord, il a fallu faire table rase des erreurs du début de la campagne. C'est ce qu'a fort bien compris le Service de Santé en envoyant l'élite de nos chirurgiens le plus près possible des champs de bataille, afin qu'ils fussent à même d'opérer nos soldats aussitôt après la blessure.

Le débridement précoce et large constitue la base immuable et efficace du traitement des plaies de guerre, sauf dans des cas devenus rares, comme la traversée aseptique d'un membre par la balle de fusil et la plupart des plaies de poitrine.

Tous les antiseptiques sont inutiles si le foyer infecté n'est pas mis à nu sur toute sa longueur et dans tous ses recoins.

Autrefois, le chirurgien basait le plus généralement sa détermination opératoire pour la suture sur l'aspect clinique de la plaie.

Au cours de ces trois années de guerre, un fait nouveau s'est dégagé : c'est qu'au chirurgien il faut adjoindre le bactériologiste et l'histologiste pour déterminer avec précision l'état de la blessure pendant son traitement jusqu'à l'époque où elle pourra être suturée.

Sans doute un diagnostic ne s'établit pas uniquement sur les données d'une analyse bactériologique, biologique ou chimique, mais sur un ensemble d'observations qui se complètent mutuellement.

Qui oserait cependant affirmer aujourd'hui qu'une recherche microscopique ou chimique n'a jamais modifié dans une large mesure les conclusions d'un examen clinique, en opposant la précision d'un fait aux entraînements si séduisants de l'hypothèse?

Certes, les méthodes de l'antisepsie, de l'asepsie, l'emploi des sérums et liquides nutritifs artificiels sont venus compliquer singulièrement le manuel opératoire et l'arsenal chirurgical. Mais les chirurgiens sont largement récompensés par les résultats acquis d'avoir eu le courage de rompre avec des traditions surannées.

A l'heure actuelle, la chirurgie a définitivement abandonné les voies de l'empirisme dont elle s'entourait et elle utilise les données de la science expérimentale pour le plus grand bien de nos glorieux blessés.

A. S.

N. B. — On trouvera à la fin de ce volume la liste des savants cités au cours de l'ouvrage, ainsi qu'un index des mots spéciaux dont l'usage est, en général, peu familier au public.

LE TRAITEMENT

DES

PLAIES DE GUERRE

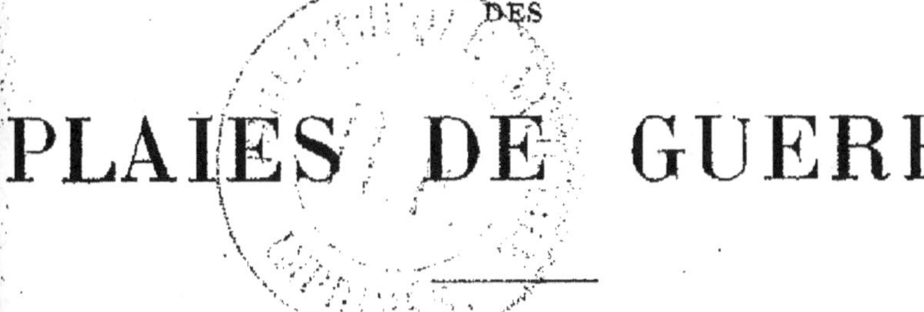

INFECTION MICROBIENNE DES PLAIES

DE GUERRE

Il faut se demander dans le traitement des plaies de guerre que l'on voit plus particulièrement au front, quel traitement il convient de faire subir aux tissus incisés et nettoyés par des moyens que, si l'on veut, on dénommera mécaniques.

On peut, avec Soubeyran, ramener à trois groupes les méthodes de pansement qui se sont succédé depuis l'ère antiseptique :

1° La **méthode antiseptique**, la plus ancienne, la plus connue, celle qui vraiment a fait ses preuves, et à laquelle beaucoup de succès sont dus ;

2° La **méthode aseptique**, qui a eu de nombreux partisans et qui même semblait avoir fait perdre du terrain il y a quelques années à la méthode antiseptique; de l'avis de chirurgiens compétents, cette méthode est bonne en chirurgie civile, excellente pour les opérations purement aseptiques, mais elle peut être considérée comme une faute, ou tout au moins d'emploi exceptionnel, en chirurgie de guerre, car ici l'infection originelle est la règle (SOUBEYRAN);

3° Il y a une troisième méthode de traitement des plaies qui est toute nouvelle et qui a déjà beaucoup de partisans; c'est une méthode **rationnelle, spécifique**, qui s'adresse au terrain, aux tissus, que l'on aide à se défendre **eux-mêmes** vis-à-vis des agents pathogènes, en leur créant un milieu approprié : c'est la méthode qui utilise les sérums ou liquides nutritifs artificiels.

Toutes les plaies de guerre sont septiques d'emblée, c'est-à-dire infectées, dès leur origine, par les micro-organismes. C'est là une véritable règle générale que les nombreuses observations et expériences faites, depuis bientôt trois ans, ont permis de poser; et il semble bien que cette règle ne souffre pas d'exceptions.

Si l'on songe en effet que, dans la terre et les eaux, sur la peau et sur les vêtements du soldat pullulent les microbes les plus dangereux, on comprend facilement qu'une balle de shrapnell ou un éclat d'obus, après ricochet, entraînera avec lui, dans l'intérieur des tissus qu'il pénètre, des débris de vêtements et des particules de terre accompagnés de la légion de leurs hôtes indésirables. Et comme ces derniers se trouvent dans un milieu particulièrement favorable à leur développement, en raison de la température de la plaie et des aliments éminemment nutritifs que leur fournit la désintégration des tissus mortifiés, on conçoit qu'au bout d'un certain temps la plaie de guerre devienne le siège d'une véritable culture microbienne.

Et en effet, environ vers la sixième heure après la blessure, l'examen bactériologique qui jusque-là n'avait rien décelé, commence à révéler le développement des germes qui diffusent dans toute la plaie à partir du débris vestimentaire ou de l'éclat de projectile. Bientôt ce développement atteint toute son acuité, et, vers la douzième heure, la plaie pullule des microbes pathogènes les plus variés.

Ces derniers peuvent être classés en deux catégories : les uns, dits *aérobies*, tout comme des êtres ordinaires, ont besoin d'air pour vivre. Pour les autres, au contraire, l'oxygène se comporte comme un véritable poison et les tue dès qu'ils se trouvent en sa présence ; de telle sorte que le développement de pareils microorganismes ne peut s'effectuer qu'à l'abri complet de l'air : on les appelle, pour cette raison, *anaérobies*.

Les plaies anfractueuses, souvent transformées en cavités closes ou, autrement dit, en « chambres d'attrition », sont particulièrement propices au développement de cette dernière catégorie de bactéries. Car, si dans ces anfractuosités, dans ces chambres d'attrition, il existe initialement une certaine quantité d'oxygène, celui-ci, n'étant pas renouvelé, est rapidement absorbé par les aérobies, qui préparent ainsi un milieu privé d'air, par conséquent favorable aux anaérobies.

Or, ces anaérobies sont, par excellence, les microbes redoutables des blessures. Ce sont eux qui, sous des espèces différentes, rarement isolés, le plus souvent associés, occasionnent cette terrible complication des plaies de guerre qu'est la gangrène gazeuse. Il semble qu'ils aient hâte d'accomplir leur œuvre de mort, car ce sont eux qui sont mis tout d'abord en évidence, par le microscope, lorsqu'on étudie l'évolution bactériologique des plaies.

Les germes qui apparaissent les premiers se présentent sous forme de bâtonnets plus ou moins courts, possédant pour la plupart un renflement terminal ou simplement un point brillant qui est leur organe de multiplication, ou spore. Ces bâtonnets, ou « bacilles », restent colorés par la méthode de Gram ; ils sont les agents de la gangrène gazeuse et appartiennent à la famille du *Vibrion septique* et du *Bacillus perfringens,* tous deux hôtes constants des matières fécales.

Ensuite viennent des bacilles qui cette fois se décolorent par la méthode de Gram et qui rentrent dans le groupe du *Colibacille.*

Vers la seizième heure qui suit la blessure, apparaît dans celle-ci une nouvelle forme de bactérie. Alors que, jusque-là, il ne se rencontrait dans la plaie que des formes en bâtonnets ou bacillaires, on voit, dès lors, s'ajouter à celles-ci de petits grains arrondis, diversement associés : ce sont des microcoques ou « cocci ». Ceux-ci, groupés par deux, sont les « diplocoques », généralement peu ou pas pathogènes ; réunis en chaînettes sinueuses, ce sont les « streptocoques », tantôt aérobies, tantôt vivant à l'abri de l'air ; enfin, disposés en forme de grappes, ce sont les « staphylocoques ». Ces deux dernières variétés de cocci sont particulièrement dangereuses pour le blessé, car ce sont elles qui provoquent et entretiennent la suppuration de la plaie.

Enfin, si l'examen bactériologique ne s'arrête pas aux premières heures qui suivent la blessure, il décèle, par la suite, outre les microcoques précédemment énumérés, la présence constante de deux organismes microbiens en forme de bâtonnets : le *Bacille pyocyanique*, agent du pus bleu, et le *Pneumobacille* de FRIEDLÄNDER (non encapsulé).

Telles sont les principales bactéries qui composent la flore microbienne des plaies de guerre. Ce sont elles qui, en infectant ces dernières, provoquent par leur action directe et par l'intermédiaire des poisons qu'elles sécrètent la nécrose des tissus et l'intoxication du blessé

L'ÉVOLUTION HISTOLOGIQUE DES PLAIES

DE GUERRE

DANS LES PREMIÈRES HEURES

APRÈS LA BLESSURE

———

Les plaies de guerre sont non seulement caractérisées par les divers stades du développement de leur flore microbienne, mais aussi par la série de transformations très particulières que subissent, dans leur structure, les tissus qui en constituent les parois.

Les deux évolutions, microbienne et histologique, qui se produisent ainsi dans la plaie, sont d'ailleurs intimement liées l'une à l'autre. Elles dépendent toutes deux de la meurtrissure initiale, qui résulte elle-même de la force vive, de l'énergie développée contre les tissus par le projectile. Plus la force vive de la balle ou de l'éclat d'obus est considérable au moment de la blessure, et plus celle-ci sera grave quant à son infection et aux modifications ultérieures de ses tissus. Et cela est si vrai, que dans les plaies en séton, où le projectile n'abandonne qu'une très faible part de son énergie cinétique, en raison de son très court passage à travers les tissus, l'évolution est, en général, peu grave.

Il en est de même dans les plaies par balles tirées de très loin, la force vive du projectile étant, dans ce cas, en grande partie épuisée lorsqu'il arrive au contact des tissus.

Bien au contraire, les plaies occasionnées par les balles tirées à très courte distance sont toujours graves et ont une évolution très septique en raison de la quantité notable de force vive cédée par le projectile.

Mais quelle que soit l'origine de la blessure de guerre, celle-ci offre presque toujours le même aspect dès sa première heure. On peut constater, à ce moment, qu'autour de l'orifice de pénétration du projectile se dessine une zone noirâtre qui se transformera, peu à peu, en une plaque de sphacèle. Sous la peau, on distingue quelques pelotons graisseux dissociés ; et des suffusions sanguines se produisent, décollant les téguments.

Si l'on suit le trajet du projectile, on s'aperçoit bien vite que les muscles se trouvent dissociés et pour ainsi dire feuilletés par des hémorragies interstitielles qui infiltrent de leurs bandes noires le tissu conjonctif œdématié.

Le muscle, dans cet état, est dit « attrit ». De rouge vif qu'il était auparavant, il est devenu franchement terne ; en outre, une sérosité abondante baigne sa surface.

Mais ce qui caractérise surtout le muscle frappé d'attrition, c'est qu'il ne réagit pas sous la pince. Déchirés, ou même simplement contus par le projec-

tile, les tissus paraissent avoir perdu momentanément
toute vitalité : il semble que l'événement les ait
sidérés.

Cette sidération des tissus des plaies de guerre est
caractéristique de celles-ci. Elle n'existe d'ailleurs pas
qu'en surface, et nous allons la retrouver au cours de
l'examen histologique de la blessure. Car cette dernière ne doit pas être uniquement observée cliniquement, quant aux modifications de ses tissus ; il
importe en outre d'étudier ces derniers dans leurs
détails les plus ultimes, c'est-à-dire d'en pratiquer
l'examen histologique à l'aide du microscope.

Celui-ci nous révèle alors, sur une préparation
obtenue par dissociation, puis coloration sur une
lame, de quelques débris de tissus enlevés à la curette,
la présence de fibres de coton ou de laine provenant
des vêtements, et entourées chacune d'une véritable
gaine sanguine coagulée, dans laquelle on distingue
de place en place quelques globules blancs du sang
ou *leucocytes*.

Jusqu'à la cinquième heure qui suit la blessure, les
préparations microscopiques ne nous montrent pas
autre chose ; aucune modification ne se manifeste,
aucune réaction provenant des tissus sains ne se produit. La plaie est dans la phase de sidération précédemment signalée, phase excessivement nette et de
durée relativement longue. A quoi donc est dû ce
phénomène vraiment remarquable ? Il serait en rapport, si nous en croyons POLICARD, avec les lésions
vasculaires et nerveuses occasionnées par la marche
du projectile à travers les tissus. Celui-ci, en provo-
quant à distance la rupture de capillaires, de petits

vaisseaux et de nerfs, jetterait une perturbation considérable dans la mise en jeu des phénomènes réactionnels.

Mais cette phase de sidération ne s'éternise pas : environ vers la cinquième heure qui suit le traumatisme, apparaissent dans la plaie les leucocytes. Bientôt le nombre de ceux-ci s'accroît, et, en même temps que les bactéries se multiplient, il se produit un véritable afflux de globules blancs entourés d'un abondant exsudat. C'est alors que le rôle héroïque de ces derniers va commencer. Chargés de s'opposer à l'envahissement microbien, ils s'attaquent aux bactéries, les enveloppent grâce à leurs mouvements particuliers et, après les avoir englobés, en opèrent la digestion Il s'est donc produit une véritable réaction de l'organisme contre les phénomènes d'infection microbienne.

Mais, dans cette lutte du leucocyte contre le microbe, il peut arriver que ce dernier soit vainqueur. Grâce aux toxines qu'il sécrète en abondance, il finit souvent par avoir raison du leucocyte qui se désagrège peu à peu, sous l'action du poison microbien et libère ainsi son hôte involontaire.

Et le résultat de cette lutte va se manifester dans la plaie par la présence d'un liquide sanieux, le pus, dans lequel baignent des débris de leucocytes, des bactéries et des fragments de tissus nécrosés. Dans un tel milieu, les microbes vont pouvoir se développer à leur aise, propager de proche en proche l'infection et déverser dans la plaie les toxines qu'ils ne cessent de sécréter et qui, à la longue, en pénétrant dans le sang, empoisonnent le blessé

Il importe donc au chirurgien de lutter contre l'infection microbienne. C'est pour lui un problème nouveau, né de la guerre, puisque auparavant il s'efforçait, dans ses interventions, d'éviter l'infection alors qu'il la lui faut maintenant supprimer. Pour arriver à ce but, il convient tout d'abord de débarrasser la plaie de tous les tissus mortifiés qui la souillent et qui par leur désintégration fournissent, d'une part, un aliment essentiel au développement des bactéries et, d'autre part, des produits toxiques agissant localement d'abord, ensuite sur l'organisme tout entier. C'est donc, en somme, à un nettoyage de la plaie qu'il y a lieu de procéder, et ce nettoyage doit être précoce afin de prévenir, autant que possible, la pullulation microbienne.

En second lieu, il faut agir directement contre les microbes en les détruisant par des antiseptiques et en neutralisant, à l'aide de substances appropriées, les poisons qu'ils sécrètent.

Mais il est bien évident que, si l'arsenal pharmaceutique est particulièrement riche en antiseptiques, on ne peut puiser parmi ceux-ci sans essais et sans recherches préalables; et il importe avant tout de veiller à ce que la substance employée ne soit pas nocive vis-à-vis des tissus sains de la plaie et n'entrave pas la réparation de celle-ci.

De telle sorte que la méthode idéale de traitement des plaies de guerre sera celle qui, après avoir débarrassé le terrain des parties mortifiées, réalisera une asepsie aussi parfaite que possible sans porter atteinte aux éléments normaux de la plaie.

L'ANTISEPSIE ET LE TRAITEMENT DES PLAIES
INFECTÉES
AVANT LA GUERRE ACTUELLE

Ce serait une erreur de croire que le chirurgien a eu de tout temps, à sa disposition, les moyens qu'il possède aujourd'hui de combattre l'infection. L'époque n'est pas encore très reculée où l'on ignorait tout de la pratique antiseptique, et, à vrai dire, cette dernière ne remonte guère qu'à un demi-siècle.

Toutefois, de temps immémorial, les praticiens utilisaient dans le traitement des plaies certaines substances et certaines méthodes qui ont été reconnues depuis comme nettement antiseptiques.

C'est ainsi que les onguents et les baumes, qui tenaient si grande place dans la thérapeutique chirurgicale des médecins de l'antiquité et du Moyen Age, agissaient surtout par isolement de la plaie qu'ils mettaient ainsi à l'abri de l'air et des agents extérieurs. Il y avait, dans cette technique, les germes de la méthode formulée des siècles plus tard par GUÉRIN, sur l'occlusion des plaies et adoptée par les chirurgiens contemporains.

C'est dans un but semblable que les Arabes utilisaient le goudron qui, grâce à son principe actif, l'acide phénique, était en fait grandement antiseptique.

Jusqu'à Ambroise Paré, l'unique mode de traitement des plaies de guerre consistait à cautériser celles-ci à l'aide du fer rouge ; c'était certes un procédé primitif et brutal, mais qui, dans sa grossièreté, n'en reposait pas moins sur l'antisepsie.

En substituant à cette méthode l'emploi de l'huile de rose, Ambroise Paré, grâce à l'astringence et à l'essence très active de celle-ci, faisait encore de l'antisepsie.

Et même bien avant lui, Mondeville, chirurgien du roi Philippe IV le Bel, préconisait, pour éviter la suppuration des plaies, la réunion immédiate suivie d'un pansement au vin chaud ou salé. Ce qui importait surtout pour lui, c'était de protéger la plaie contre l'air, agent de la suppuration, et c'est pourquoi il appliquait un pansement antiseptique.

Et des siècles s'écoulent sans qu'aucun progrès soit fait vers l'antisepsie. Il y a à peine cinquante ans, vers 1860-1870, le chirurgien semble encore tout ignorer de l'antisepsie. A cette époque, il n'est pas rare de rencontrer dans les hôpitaux des blessés atteints de suppuration interminable, et fréquents sont les cas d'infection purulente.

Cependant, c'est vers cette période que va se réveiller la pratique antiseptique. Pour éloigner les microbes et le pus de la plaie, certains chirurgiens préconisent l'*irrigation continue* de celle-ci par l'eau froide.

Les médecins anglais substituèrent à cette méthode

les *bains* ou *fomentations tièdes*. Puis *le drainage des plaies* permit plus souvent la réunion immédiate.

C'est aussi vers la même époque que A. RICHET et NÉLATON utilisèrent des pansements à l'alcool.

Pendant la guerre de 1870-1871, toute plaie en voie d'infection locale était immédiatement débridée par le chirurgien. Ce n'est seulement que vers la fin de la campagne que l'acide phénique fut employé dans le traitement des plaies en raison de ses propriétés antiseptiques.

Mais la chirurgie ne fut nettement orientée vers l'antisepsie et l'asepsie que du jour où PASTEUR, par ses expériences mémorables, prouva que l'infection des plaies était due à des microorganismes. En démontrant que la chaleur détruisait les microorganismes contenus dans un liquide fermentescible, et qu'un tampon d'ouate suffisait ensuite pour empêcher la pénétration des germes de l'air et assurer ainsi la conservation indéfinie du liquide, le grand savant faisait triompher la théorie de la fermeture immédiate d'une plaie et de l'occlusion aussi complète que possible de celle-ci.

Dès ce moment, la microbiologie, ou science qui étudie la vie des microbes, était créée, et l'antisepsie prenait tout son essor.

En 1884, dans un mémoire sur « la Médecine et la Chirurgie des Anti-Septiques », Armand-Pierre GOURVAT définissait la méthode antiseptique comme ayant pour objet « ou de prévenir la pénétration des agents pyogéniques du dehors, ou de distraire et détruire les éléments putrides internes ». Il la divisait en trois sous-méthodes :

La première, ou sous-méthode de l'isolement, ayant

pour but de mettre les parties malades à l'abri du milieu ambiant, en un mot, de les isoler le plus possible par des appareils spéciaux de tout ce qui les environne et qui pourrait leur nuire;

La seconde, ou sous-méthode de l'entraînement, consistant dans l'expulsion et le rejet au dehors, d'une manière constante ou intermittente, des liquides et produits septiques baignant les plaies et sécrétés par leurs surfaces;

Et enfin la troisième, ou sous-méthode de la neutralisation, consistant dans l'emploi des agents chimiques antiseptiques, propres à détruire et annihiler sur place les éléments morbides ou fluides putrides existant à l'intérieur ou à la surface des plaies.

Grâce aux recherches du laboratoire et aux observations de la clinique, la chirurgie put alors disposer de méthodes antiseptiques de plus en plus pratiques. Le sublimé, le phénol, l'iodoforme, le salol, furent employés pour réaliser l'asepsie et l'antisepsie des pièces de pansement. LUCAS-CHAMPIONNIÈRE donna la formule d'une poudre, dite « poudre absorbante antiseptique », qui fut longtemps employée dans le traitement des plaies suppurantes où elle donnait d'excellents résultats. La composition de cette poudre était la suivante :

Iodoforme pulvérisé.	100gr	»
Quinquina gris pulvérisé.	100	»
Benjoin pulvérisé.	100	»
Carbonate de magnésie tamisé . . .	12	50
Essence d'eucalyptus	12	50

Ainsi, petit à petit, est-on arrivé aux méthodes

antiseptiques actuelles. Mais, avant d'entreprendre l'étude de celles-ci, il serait injuste de ne pas dire quelques mots, car ils font date dans l'histoire de l'antisepsie, du pansement occlusif ouaté de GUÉRIN et du pansement antiseptique à l'acide phénique de LISTER.

Le pansement institué par Alphonse GUÉRIN est une application immédiate des principes formulés par PASTEUR et rappelés brièvement plus haut. Il consistait, après réunion de la plaie, à recouvrir celle-ci de plaques d'ouate blanche, bien fine, disposées en couches successives et maintenues finalement au moyen de compresses et de bandelettes circulaires de toile. Le tout devait être recouvert d'une toile gommée. La plaie se trouvait ainsi dans les mêmes conditions qu'un liquide dont les germes ont été détruits par l'ébullition et qui ne reçoit plus l'air qu'à travers un tampon d'ouate.

Le procédé inauguré et inventé par LISTER, tout en supprimant le pansement ouaté, n'en demeure pas moins un procédé basé sur l'occlusion des plaies. Toutefois, il s'y ajoute l'action de substances antiseptiques mises au contact immédiat des tissus.

Avant l'opération, LISTER s'entourait de précautions inusitées et inconnues avant lui. Tous les instruments dont il devait se servir étaient soumis à des lavages antiseptiques de phénol ou de thymol; les linges à pansement étaient imbibés des mêmes liquides et, avant l'opération, des vapeurs phéniquées ou thymolées étaient répandues dans l'atmosphère confinant aux parties sur lesquelles LISTER voulait opérer. Après l'opération, il réunissait les plaies à l'aide de bandelettes de taffetas agglutinatifs phéniqués ou thymolés qu'il recouvrait de plusieurs couches ou bandes de mousselines ou gazes antiseptiques, et par-dessus le tout il appliquait, soit une baudruche, soit une toile gommée, également antiseptique.

Dans de telles conditions, les parties malades étaient complètement isolées des milieux ambiants et à l'abri de toute chance d'infection.

Telles sont, rapidement esquissées, les grandes étapes de l'histoire de l'antisepsie, ainsi que les principales méthodes employées, avant cette guerre, dans le traitement des plaies.

COUP D'ŒIL D'ENSEMBLE SUR LES MÉTHODES

ANTISEPTIQUES

EMPLOYÉES OU RÉCEMMENT PROPOSÉES

Nombreux sont les antiseptiques qui ont été proposés au cours de cette guerre. A l'heure actuelle, un certain nombre de méthodes sont préconisées et employées chaque jour par nos chirurgiens.

Nous allons jeter un coup d'œil rapide sur l'ensemble de ces méthodes. Les unes sont nouvelles, d'autres au contraire empruntent leurs principes actifs à des antiseptiques déjà usités avant la guerre

Danysz fait usage de solutions de nitrate d'argent à 1 pour 200.000 et même à 1 pour 300.000, qui désinfectent et favorisent le tissu de cicatrisation des plaies.

Ombredanne a très justement recommandé pour les plaies gangréneuses le pansement à l'éther.

Lematte emploie l'essence de térébenthine, qui est antiseptique et leucocytogène.

Liquide **A** (teinture).

Essence de térébenthine . . . . . . 0^{gr}10
Fuchsine. . . . . 10 »
Alcool à 90° . . . . 10 »
Éther . . . . 10 »

Liquide **B** (sérum térébenthiné).

Essence de térébenthine. . . . . . . 1^{gr}50
Chlorure de sodium . . . . 8 »
Eau bouillie. . . . . 1 litre

Agiter et filtrer.

Le liquide B sert à laver la plaie ; le liquide A à la badigeonner ensuite.

DIONIS DU SÉJOUR emploie aussi la solution térébenthinée pour les plaies contuses et très infectées ; il lave avec :

Essence de térébenthine . . . . 15 gr.
Alcool saponiné à 95° 15
Eau distillée . . . . 1 litre

MORTIER et DESNOIX recommandent les lavages avec le liquide antiseptique suivant :

Eau oxygénée . . . . 500 gr.
Alcool à 90° 430
Tannin 5
Teinture de cannelle 15
Glycérine 50
Teinture d'aloès 1

Pour éviter l'adhérence douloureuse de la gaze sur les plaies et pour ne pas entraver la kératinisation, les auteurs pansent en disposant une compresse paraffinée sur les tissus. Ces compresses sont trempées dans un bain chaud de :

Paraffine	125 gr.
Vaseline	20

On les retire, on les ouvre et on les stérilise dans des boîtes.

DAKIN vante les substances chlorées : 200 grammes de chlorure de chaux, mêlés à 10 litres d'eau dans laquelle 140 grammes de carbonate de soude ont été dissous. C'est la méthode CARREL sur laquelle nous aurons à revenir dans un instant.

BILHAUT emploie la solution phéniquée forte de LISTER 5 %, l'huile de naphte, la poudre de VINCENT (chlorure de calcium et acide borique) (Voir p. 65).

LEBLOND fait usage de l'huile phéniquée à 5 %.

DUPUY injecte par le drain, toutes les deux heures, quelques centimètres cubes du mélange :

Alcool	450 gr.
Éther.	450
Teinture d'iode	100

Un grand nombre de chirurgiens ont aussi obtenu de bons effets de l'héliothérapie.

Enfin il est une méthode instituée par MENCIÈRE, dont nous aurons à parler, qui consiste à embaumer les plaies de guerre avec une solution à base de gaïacol et d'eucalyptol (Voir p. 48).

Lacapère et Lenormand ont préconisé l'arséno-benzol pour le traitement de certaines plaies; c'est ainsi que sur quatre cas de gangrène par gelure, trois résultats furent positifs. La désinfection, la désodorisation et le nettoyage des plaies ont été obtenus en quelques jours, alors que le pansement à l'eau oxygénée préalablement employé était resté sans effet.

Depage a indiqué le chlorure de zinc à 10 °/₀ en lavages et pansements humides répétés à vingt-quatre heures d'intervalle. Il y a analogie entre l'action de ce composé chimique et celle de l'air chaud, mais le chlorure de zinc pénètre mieux dans les anfractuosités. Il se forme une escarre sous laquelle on trouve quelques jours plus tard un bourgeonnement intense. Il présente cependant un danger, celui de cautériser les vaisseaux et de donner naissance à des hémorragies secondaires.

Pour Morestin, le débridement ne suffit pas à sauver constamment le blessé. Le formol est un moyen complémentaire auquel on peut s'adresser avec confiance dans les mauvais cas; on mêle, en proportions égales, de la glycérine, de l'alcool et du formol du commerce. L'emploi du mélange formolé a permis dans des cas divers de juguler des suppurations extrêmement graves de gangrènes gazeuses.

Kenneth Taylor a indiqué le chlorhydrate de quinine. D'après lui il ne déterminerait pas de lésions irritantes des tissus à la concentration de 2,5 °/₀. Il produit une légère anesthésie locale, jamais de symptômes toxiques.

Broca se sert d'acide phénique à 5 °/₀ et saupoudre la plaie avec du lactose qui agit comme désodorisant.

Vennin, Girode et Haller font l'éloge de l'eau oxygénée et surtout de l'oxygène (eau oxygénée en lavage minutieux et oxygène en injection interstitielle).

Delbet prétend que les injections de gaz, oxygène ou eau oxygénée décollent le tissu cellulaire, font craquer les alvéoles ; elles le traumatisent et ce traumatisme est capable, dans le cas de gangrène gazeuse, de favoriser le développement du *Bacillus perfringens* (un des agents de la gangrène gazeuse).

En réalité, il semble que l'on doive considérer les injections d'oxygène ou d'eau oxygénée comme le complément des débridements ; sinon, Quenu les considère comme très dangereuses.

Quenu, pour les plaies de guerre gangréneuses, après débridement, stérilise à l'air chaud avec l'appareil de Gaiffe et atteint des températures de 500 à 600°.

Dans une communication à l'Académie de Médecine, G. Duchesne a préconisé l'emploi d'une mixture oléo-éthérée pour panser les plaies de guerre. Préoccupé d'éviter le double inconvénient de la douleur et du traumatisme des bourgeons, il a cherché à réaliser un pansement qui fût tout à la fois indolore, suffisamment antiseptique et énergiquement cicatrisant. Il s'est arrêté à la formule suivante :

Camphre.	5 gr.
Goménol.	25
Baume du Pérou	40
Éther sulfurique	560 cm³
Huile (de vaseline ou d'amandes). .	500

G. Duchesne recommande cette préparation pour

le pansement des plaies, dont la cicatrisation, d'après ses dires, s'opère avec une rapidité incontestable. De plus, les blessés s'accorderaient à reconnaître que ce mode de pansement est très agréable.

Nous terminons ici cette revue rapide en nous excusant auprès du lecteur d'avoir dû être aussi bref sur une question qui exigerait un volume considérable pour être entièrement développée.

Voici maintenant les méthodes issues des enseignements pratiques de cette guerre qui pour le moment semblent planer, par le grand nombre de cures excellentes obtenues, au-dessus de la totalité des méthodes plus ou moins efficaces résultant du groupement quotidien des efforts de chacun depuis bientôt trois ans, à l'ambulance comme à l'hôpital.

MÉTHODES ANTISEPTIQUES PRÉCONISÉES
PENDANT LA GUERRE

MÉTHODE CARREL

Parmi les méthodes de traitement des plaies infectées préconisées au cours de la guerre actuelle, celle à laquelle le Dr Alexis CARREL a attaché son nom restera une des meilleures.

La méthode de CARREL est purement antiseptique. Son but essentiel est de réaliser une stérilisation chimique aussi complète que possible de la plaie, et cette stérilisation est obtenue grâce à l'instillation continue ou intermittente, dans toutes les anfractuosités, d'un liquide antiseptique amené à l'aide de petits tubes de caoutchouc. Ce liquide antiseptique est, en l'occurrence, l'hypochlorite de soude de DAKIN. Mais avant de l'employer, CARREL et ses collaborateurs se livrèrent à une série de recherches sur les antiseptiques, afin de trouver parmi ces substances celle qui, tout en ayant un pouvoir microbicide aussi grand que possible, ne gênerait en aucune façon la cellule vivante.

LA SOLUTION DE DAKIN

A la suite de ces recherches, l'hypochlorite de soude, déjà connu pour ses propriétés bactéricides, se révéla comme étant capable de produire la stérilisation d'un milieu à des doses relativement faibles. Mais, comme les solutions habituellement employées d'hypochlorites, telles que l'eau de Javel et la liqueur de LABARRAQUE, sont irritantes pour les tissus, chez lesquels elles peuvent amener des lésions graves, DAKIN chercha à diminuer le pouvoir irritant de ces solutions sans modifier leur action antiseptique. Pour ce faire, comme il avait été reconnu que l'alcali libre, toujours existant dans les solutions d'hypochlorite, était cause de l'action irritante de celles-ci, DAKIN ajouta à l'hypochlorite de soude une proportion d'acide borique capable de neutraliser l'alcali susceptible de se former.

Ainsi rendue non toxique pour les tissus sains, la solution d'hypochlorite de soude de DAKIN conserve *in vitro,* ainsi que l'a démontré DAUFRESNE, un pouvoir germicide élevé. En outre, l'application au traitement des plaies suppurantes, de la même solution, amène rapidement la disparition des microbes qu'elles renferment.

D'autre part, A. LUMIÈRE a montré, par des expériences faites sur des cobayes, que la solution de DAKIN détruisait les toxines contenues dans un pus et sécrétées par les microbes. Cette même solution, administrée à des cobayes en injections sous-cutanées, ne modifiait en rien l'état général de ceux-ci.

Toutefois il ne faudrait pas inférer de ce résultat que le liquide de DAKIN est d'une innocuité totale pour l'organisme entier. Vis-à-vis du sang, il est fortement hémolytique, c'est-à-dire qu'il produit rapidement la destruction des globules rouges ; ce serait donc courir aux pires accidents que d'en pratiquer l'injection intra-veineuse. Et il importe d'examiner soigneusement l'état des vaisseaux sanguins et de pratiquer l'hémostase préventive exacte au moment d'une intervention, quand on se propose d'appliquer la méthode CARREL. Mais, cette propriété hémolytique mise à part, la solution de DAKIN nous apparaît comme grandement microbicide, antitoxique vis-à-vis des poisons microbiens et relativement peu nocive pour les tissus cellulaires superficiels et sous-cutanés.

DAKIN fit connaître dans une communication à l'Académie des Sciences la technique qu'il suit pour la préparation de sa solution. La voici :

« 140 grammes de carbonate de soude sec ou 400 grammes de sel cristallisé sont dissous dans 10 litres d'eau ordinaire, et 200 grammes de chlorure de chaux de bonne qualité y sont ajoutés. Le mélange est bien agité et, au bout d'une demi-heure, le liquide clair est séparé par siphonage du précipité de carbonate de chaux et filtré à travers du coton. On ajoute au filtrat 40 grammes d'acide borique, et la solution ainsi obtenue peut être employée directement ; elle ne colore pas la phtaléine en suspension dans l'eau. »

Mais la solution de DAKIN, ainsi préparée, montra bientôt, par l'expérience, quelques inconvénients. DAUFRESNE prouva, en effet, que le chlorure de chaux

qui entre dans la préparation de cette solution était
d'une composition tout à fait inégale quant à sa
teneur en chlore actif et que, se prenant en masse
sous l'action de l'humidité, il se désagrégeait plus ou
moins bien au moment de son agitation avec la solution de carbonate de soude et n'abandonnait ainsi
qu'une partie de son hypochlorite. D'autre part,
DAUFRESNE attribua aux quantités, parfois élevées,
d'acide borique employées pour la neutralisation
de l'hypochlorite, certains phénomènes d'irritation
observés dans le traitement des plaies par la liqueur
de DAKIN. Enfin, cette liqueur, préparée suivant la
technique indiquée par son auteur, s'est toujours
montrée de mauvaise conservation.

C'est pour ces raisons multiples que DAUFRESNE fut
amené à modifier la technique de DAKIN, afin de remé-
dier aux inconvénients résultant de l'application de
cette dernière.

Après de nombreux essais, DAUFRESNE s'arrêta au
procédé suivant :

1° Pour préparer 10 litres de solution, peser exactement :

Chlorure de chaux (à 25 % de chlore actif) . .   184 gr
Carbonate de soude sec (Solvay).   92
    (ou, à défaut, carbonate de soude cristallisé 262)
Bicarbonate de soude   76

2° Introduire dans un flacon de 12 litres les
184 grammes de chlorure de chaux et 5 litres d'eau
ordinaire ; agiter fortement à deux ou trois reprises
et laisser en contact une nuit ;

3° Faire dissoudre à froid dans 5 litres d'eau le carbonate et le bicarbonate de soude ;

4° Verser en une seule fois la solution des sels de soude dans le flacon contenant la macération de chlorure de chaux, agiter fortement pendant une minute et laisser reposer pour permettre au carbonate de chaux de se déposer ;

5° Au bout d'une demi-heure, siphonner le liquide clair et le filtrer avec un double papier pour obtenir un produit parfaitement limpide qui devra être conservé au frais et à l'abri de la lumière.

Telle doit être la préparation de la solution de DAKIN suivant la technique indiquée par DAUFRESNE. Une pareille solution doit contenir 0,475 °/₀ d'hypochlorite de soude, avec de petites quantités de sels de soude neutralisés. Elle ne renferme pas de soude caustique, grâce au bicarbonate de soude qui en entrave la formation ; enfin, elle ne s'altère que très lentement si on a soin de la conserver à l'abri de la lumière.

C'est grâce à cette solution que CARREL réalise la stérilisation chimique des plaies de guerre. Mais, avant de procéder à cette stérilisation, il prépare la pénétration du liquide par une intervention chirurgicale et par le nettoyage mécanique de la plaie. Cette intervention ne diffère que par quelques détails des techniques généralement adoptées aujourd'hui. Elle varie suivant la période à laquelle se trouve la plaie, c'est-à-dire suivant que celle-ci n'est pas encore ou est en pleine infection, ou bien est en suppuration. Par exemple, dans les plaies en période pré-inflammatoire, CARREL, après avoir examiné cliniquement et radiologiquement la blessure, procède à l'anesthésie générale sous l'éther. Puis, ayant stérilisé la peau à l'aide de teinture d'iode, il débride aussi largement que possible la plaie, enlève, à l'aide de l'instrument tranchant, la peau qui borde l'orifice, le tissu cellulaire sous-cutané souillé de débris de vêtements et souvent infiltré de sang et le trajet musculaire incrusté de corps étrangers. L'hémostase est ensuite assurée exactement et le projectile est recherché à l'aide d'appareils électromagnétiques appropriés. Il est alors procédé à l'extraction du projectile et des débris vestimentaires, et le nettoyage de la plaie est complété en la savonnant, ainsi que la peau voisine, à l'aide d'oléate de soude neutre. Il convient enfin d'assurer le drainage de la plaie aussi largement que possible. Mais, ici, CARREL opère par un procédé différent de celui habituellement employé et qui consiste à pratiquer une contre-ouverture au point déclive. Il se contente d'ouvrir très largement la plaie par une ou plusieurs longues incisions faites autant que possible à la partie antérieure du membre. Les ouvertures ainsi faites sont maintenues béantes à l'aide de compresses appliquées à l'ouverture de la plaie ou de segments de très gros tubes de caoutchouc. Jamais compresses ou tampons ne sont placés dans l'intérieur de la plaie.

Ainsi nettoyée mécaniquement, la plaie va être soumise à l'action stérilisante de la liqueur de DAKIN, afin d'amener la disparition des microbes qui la souillent.

STÉRILISATION CHIMIQUE DES PLAIES

L'hypochlorite de soude, au contact des tissus et par suite des réactions chimiques qui se produisent entre lui et les substances albuminoïdes les constituant, se décompose peu à peu et perd finalement tout son chlore actif. De sorte qu'à un moment donné, la liqueur de DAKIN, maintenue trop longtemps au contact d'une plaie, n'aurait plus aucune efficacité.

Pour obvier à cet inconvénient, CARREL, grâce à de

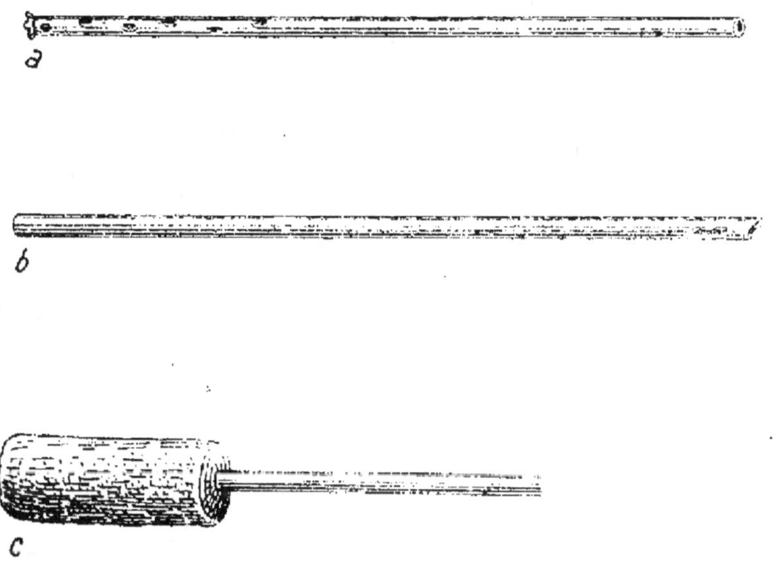

MÉTHODE CARREL
Fig. 1. — Tubes adducteurs en caoutchouc.

petits tubes de caoutchouc, renouvelle constamment le liquide instillé dans toutes les parties de la plaie. C'est donc à une véritable irrigation de celle-ci qu'il procède, à l'aide de la solution de DAKIN, et cette dernière, après avoir été absorbée par le pansement, s'évapore finalement.

Pour réaliser cette irrigation, CARREL utilise des tubes adducteurs et des appareils injecteurs. Les tubes adducteurs sont en caoutchouc rouge. Leur paroi a une épaisseur de 1 millimètre et leur diamètre intérieur est de 4 millimètres. Ils sont donc résistants et flexibles, ce qui leur permet de pénétrer dans toutes les anfractuosités des plaies et de résister de façon suffisante à la pression des muscles et du pansement. Ces tubes peuvent être employés sous trois formes différentes : ou ils sont percés de petits trous, au nombre de huit environ par 5 centimètres, et ont 30 à 40 centimètres de long (fig. 1, *a*), ou ils ne présentent qu'une seule ouverture latérale à leur extrémité (fig. 1, *b*), ou enfin ils sont percés de petits trous sur une longueur variable, la partie perforée étant recouverte d'une gaine de tissu éponge solidement cousue au tube (fig. 1, *c*).

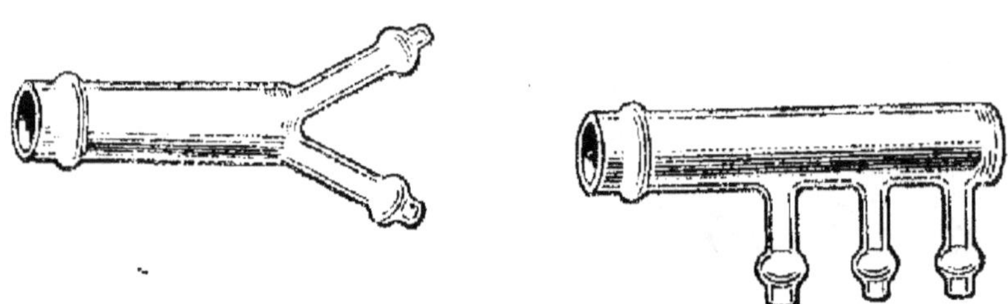

MÉTHODE CARREL
Fig. 2. — Tubes distributeurs.

Les tubes perforés sont réunis par groupes de deux, trois ou quatre, à des tubes distributeurs en verre de Gentile (fig. 2).

Les appareils injecteurs se composent essentiellement :

1° D'une ampoule en verre de 1 litre de capacité, percée à sa partie inférieure d'un orifice de 7 millimètres de diamètre et qui doit être placée à une hauteur de 50 centimètres à 1 mètre au-dessus du plan du lit ;

2° D'un tube irrigateur en caoutchouc, d'un diamètre intérieur de 7 millimètres, de $1^m 50$ à 2 mètres de long et muni ou non d'un appareil compte-gouttes suivant qu'on se propose de pratiquer soit une instillation continue, soit une instillation intermittente. Ce tube est destiné à relier l'ampoule de verre aux tubes distributeurs. Il est muni, à 10 centimètres au-dessous de l'ampoule, d'une pince de MOHR à ressort permettant l'ouverture ou l'obturation.

La disposition des tubes adducteurs dans la plaie est très importante : d'elle dépend, en effet, bien souvent, la réussite de la stérilisation. Il importe avant tout que le liquide de DAKIN puisse se répandre facilement sur toute la surface de la plaie. Et comme il est essentiel que l'antiseptique soit au contact même des tissus, les tubes ne doivent pas être appliqués sur de la gaze ou sur des mèches, mais directement sur la plaie. En outre, la disposition des tubes variera suivant la forme et suivant l'état d'infection de la plaie. Dans ce dernier cas, notamment, il importera, lorsqu'on aura affaire à des plaies fraîches, de ne pas employer de tubes perforés. De telles plaies, en effet, saignent presque toujours, et si on y applique un tube perforé, celui-ci se remplit de sang qui peu à peu se coagule et finalement oblitère le tube. Par contre,

dans les plaies suppurantes, il faudra bien se garder
de se servir de tubes entourés de tissu éponge, car
celui-ci se saturerait bien vite de pus.

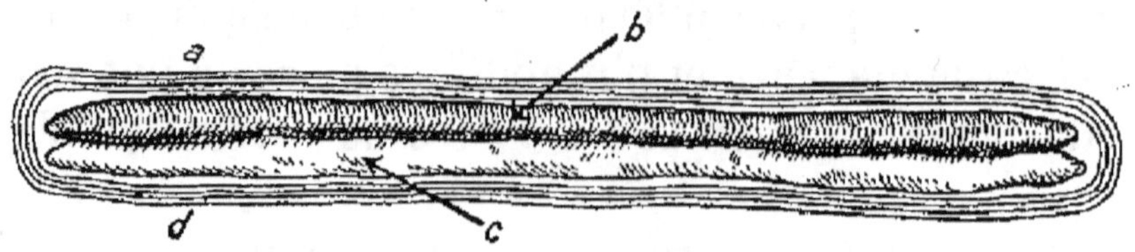

MÉTHODE CARREL

Fig. 3. — Feuille de pansement.

a, d, gaze; b, coton hydrophile; c, coton cardé.

Aussitôt que les tubes sont placés, on applique sur
la plaie quelques compresses de gaze imprégnées de
solution de DAKIN et on protège la peau voisine par
des carrés de gaze stérilisée dans de la vaseline. On
termine par une feuille de pansement (fig. 3) com-
posée d'une feuille de gaze, d'une feuille de coton
hydrophile, d'une feuille de coton cardé et d'une
autre feuille de gaze. Le côté où se trouve le coton
hydrophile est appliqué sur la plaie, de telle sorte que
les sécrétions soient absorbées, sans pouvoir s'écou-
ler facilement à l'extérieur à cause de la présence
du coton non absorbant. Cependant l'évaporation se
fait très facilement à travers cette couche presque
étanche. Jamais il ne faut employer d'imperméable.
L'application du pansement est rapide (fig. 4). On
place la partie moyenne de la plaque de coton sous le
membre et on rabat les deux côtés sur la face antérieure du membre par deux ou trois épingles de
sûreté. Au moment de l'application du pansement,
on donne dans la feuille d'ouate les coups de ciseaux

nécessaires pour que les tubes de caoutchouc puissent facilement sortir à l'extérieur.

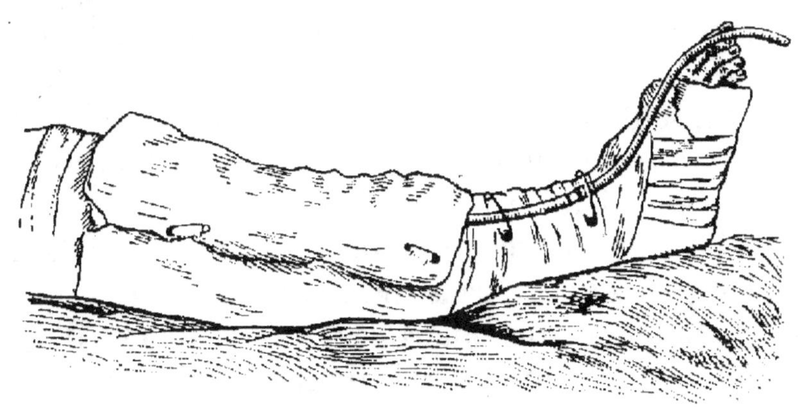

MÉTHODE CARREL
Fig. 4. — Application du pansement (d'après CARREL).

Lorsque les tubes irrigateurs ont été réunis au tube distributeur en verre, on fixe celui-ci en pinçant sa partie la plus large dans une grosse épingle de sûreté attachée elle-même au pansement. Puis on unit la grosse extrémité du tube distributeur au tube irrigateur venant de l'ampoule.

Le pansement étant ainsi réalisé, il est alors possible de procéder à l'irrigation. Celle-ci n'est que rarement continue, car elle ne convient qu'aux plaies où le liquide peut stagner ou bien aux petites plaies pour lesquelles un seul tube adducteur entouré de tissu éponge suffit. Le débit est réglé à l'aide d'une pince à vis interposée entre l'ampoule et le compte-gouttes, de façon à permettre le passage de cinq à six gouttes par minute.

C'est l'instillation intermittente qui est appliquée dans la plupart des cas. Elle se fait en appuyant toutes les deux heures, pendant quelques secondes, sur la pince de MOHR qui se trouve sur le tube irrigateur. La quantité de solution ainsi injectée varie, suivant les cas, de **20** à **100** centimètres cubes et parfois davantage. La seule règle à observer, c'est que la plaie soit maintenue constamment humectée et que le malade ne soit cependant pas mouillé.

Quelle doit être la durée de l'instillation? Elle doit se faire jour et nuit, sans interruption, jusqu'à disparition complète des microbes de la plaie. D'après CARREL, il faut, en général, de trois à dix jours pour stériliser une plaie des parties molles et de dix à quinze jours et davantage pour stériliser un foyer de fracture. L'observation clinique de la plaie ne suffit pas pour donner avec certitude la connaissance de son état : elle permet seulement de présumer de celui-ci. Il importe, pour CARREL, de voir, par des examens bactériologiques, si la plaie se stérilise progressivement sous l'action de la solution antiseptique. À cet effet, tous les deux ou trois jours, il pratique, dans les endroits les plus suspects de la plaie, des prises de sécrétions, à l'aide d'un fil de platine rigide. Ces prises sont étalées en frottis sur des lames de verre, fixées par la chaleur, puis colorées. Les frottis sont alors portés sous le microscope, et une dizaine de champs en sont examinés, dans chacun desquels on compte les microbes.

L'état bactériologique de la plaie est alors exprimé par un rapport où le numérateur représente le nombre de microbes observés et le dénominateur le nombre de champs examinés.

En suivant cette technique, le moment de la disparition des microbes est indiqué d'une façon suffisamment précise. Et lorsque les sécrétions recueillies en des régions différentes d'une plaie ne contiennent pas plus d'un microbe par cinq ou dix champs, CARREL considère la plaie comme chirurgicalement stérile.

FERMETURE DES PLAIES

Lorsque le chirurgien a ainsi la preuve que la plaie ne contient plus de microbes, alors, seulement, il peut procéder à sa fermeture.

Pour CARREL, la fermeture primitive des plaies doit être écartée, en raison des dangers qu'elle risque de faire courir au blessé. Car, même après avoir réalisé un nettoyage mécanique aussi complet que possible, même lorsque les frottis faits avec les liquides recueillis dans la plaie fraîche se sont montrés négatifs, on ne peut en inférer qu'il n'y a pas de germes, puisque nous savons que, dans de telles plaies, ce n'est que vers la douzième heure que se produit la pullulation microbienne. De telle sorte que fermer primitivement une plaie, c'est fort probablement enfermer à l'intérieur des germes qui n'ont pas encore eu le temps de se développer et qui, lorsqu'ils se réveilleront, causeront les pires désastres.

Par contre, la fermeture secondaire d'une plaie peut se faire dans des conditions telles qu'elle ne présente aucun danger.

En général, l'époque moyenne de la fermeture des plaies varie entre le huitième et le douzième jour. Quelques plaies peuvent être réunies vers le cinquième ou le sixième jour. Enfin, certaines plaies, compliquées de fracture, ne doivent pas être refermées avant le vingtième ou le trentième jour du traitement. Suivant les cas, CARREL referme les plaies à l'aide de bandelettes adhésives, ou de fils élastiques, ou de sutures.

Le rapprochement des bords de la plaie avec des

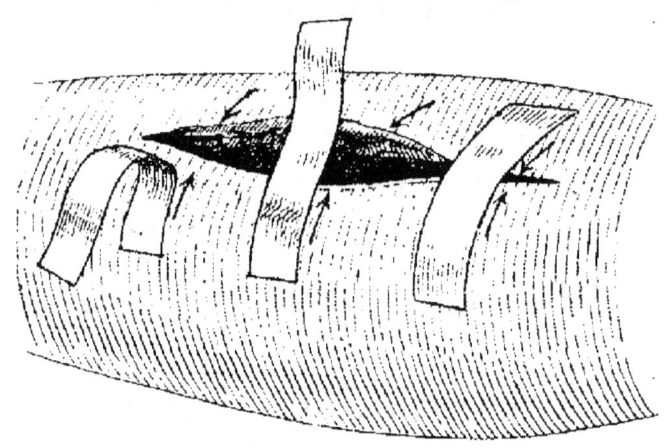

Fig. 5. — Rapprochement des bords d'une plaie par bandelettes adhésives.

bandelettes adhésives peut se faire tant que la cicatrisation spontanée n'est pas commencée et que la peau glisse facilement sur les plans profonds. Les bandelettes ont de 4 à 5 centimètres de largeur sur 20 à 23 centimètres de longueur. Comme elles ne sont pas stériles, il faut éviter qu'elles n'entrent en contact avec la surface cimentée des plaies, et il est nécessaire de protéger la ligne de réunion par un ruban de papier ou de colophane stérilisée. Après avoir rasé et bien séché la peau qui avoisine la plaie, on rapproche les bords de celle-ci et on les maintient exactement en présence par plusieurs bandelettes appliquées perpendiculairement à la direction de la plaie (fig. 5). Au bout d'une huitaine de jours les bandelettes sont enlevées et on trouve la plaie réunie.

Lorsqu'on ne peut rapprocher les lèvres de la plaie et qu'il existe une vaste perte de substance, il est nécessaire de recourir à la traction élastique. A cet effet, de chaque côté de la plaie et parallèlement à elle, on colle une bandelette adhésive, large de 7 à 8 centimètres et d'environ 10 centimètres plus longue que la plaie. Chacune de ces bandelettes est munie sur un bord de crochets de soulier. On unit alors les crochets des deux bandelettes à l'aide d'une lanière de caoutchouc dont on règle la tension de façon convenable. Sous l'action de l'élasticité du caoutchouc, les lèvres de la plaie se rapprochent progressivement.

Le même procédé peut être appliqué à la fermeture des moignons.

Enfin, lorsque les bandelettes ne peuvent être employées, notamment dans les cas où la stérilisation de la plaie n'a pu être achevée qu'après le douzième jour, il est nécessaire de pratiquer la suture à l'aide de catgut. Celle-ci doit toujours se faire sous anesthésie et constitue, dans les plaies profondes, une véritable intervention chirurgicale.

Telle est, dans ses grandes lignes, la méthode de traitement des plaies infectées instituée par le Dr Alexis CARREL. Appliquée intégralement, suivant la technique décrite par son auteur, elle a donné d'excellents résultats. Ceux que CARREL a observés lui-même à Compiègne lui ont permis de dire que la suppuration des plaies pouvait être supprimée, et que la plupart des blessures étaient susceptibles d'être stérilisées et suturées.

Dans son ouvrage sur *Le Traitement des plaies infectées*, CARREL a rapporté un grand nombre d'observations faites au cours de l'application de sa méthode.

Nous terminerons notre bref exposé de celle-ci en reproduisant deux de ces observations :

Le blessé 465 avait reçu un gros éclat d'obus qui avait traversé la face antérieure de la cuisse, en sectionnant presque complètement le quadriceps fémoral. Trois heures et demie après la blessure, on débrida la plaie et on enleva les corps étrangers et le tissu musculaire déchiqueté. Il en résulta une très vaste plaie longue de plus de 10 centimètres et s'étendant d'un côté à l'autre de la cuisse. Au bout de sept jours, cette plaie était chirurgicalement stérile. On pratiqua alors une suture exacte du quadriceps au catgut et on referma la peau. La réunion se fit par première intention et, peu de temps après, le blessé marchait normalement.

Le blessé 340, atteint de blessures multiples par éclats d'obus, fut opéré au bout de dix-neuf heures. Les plaies qu'il présentait sur les cuisses et les jambes furent débridées largement, les éclats d'obus enlevés et des tubes instillateurs placés dans les trajets. Trois des blessures évoluèrent normalement et furent refermées le neuvième jour. La quatrième, située à l'extrémité inférieure de la cuisse droite, détermina une complication grave. Le projectile avait atteint une veine du creux poplité et déterminé une infiltration sanguine de tout le tissu cellulaire du mollet. Cet hématome était resté inaperçu au moment de l'intervention. Mais, au bout de vingt-quatre heures, la température atteignait 40°. Le mollet et le creux poplité étaient violacés et très douloureux. On incisa alors la région enflammée depuis le creux poplité jusqu'au tiers inférieur de la jambe. Au bout de onze jours, la grande plaie était devenue stérile et la température était descendue de 40° à 37°. On appliqua alors sur les bords de la plaie une traction élastique, car les tissus s'étaient trop rétractés pour qu'on pût en pratiquer immédiatement la réunion ; sous l'influence de la traction élastique, les bords de la plaie se rapprochèrent progressivement et s'unirent trois jours plus tard, c'est-à-dire vingt et un jours après la blessure. La stérilisation s'était effectuée plus lentement que dans une plaie ordinaire. Cependant, elle devait être considérée comme rapide, étant données la gravité et l'étendue de l'infection.

MÉTHODE MENCIÈRE

La méthode MENCIÈRE ne donne pas seulement un pansement d'attente. Elle est applicable à la fois à l'ambulance et à l'hôpital. A l'ambulance elle permet de faire un pansement d'attente au milieu des pires difficultés, pendant les encombrements inévitables un jour de bataille. C'est une méthode qui s'adapte fort bien aux conditions de la lutte ; elle rend de grands services durant les étapes successives que parcourt le blessé avant d'être hospitalisé : ambulance de première ligne, ambulances et hôpitaux de la zone des étapes. A l'hôpital de l'arrière elle est d'une efficacité incontestable.

Méthode type. — La méthode type, celle sur laquelle insiste l'auteur, se pratique à l'ambulance de première ligne si on en a le temps, car il est préférable de traiter le blessé aussitôt que possible. Mais elle est encore applicable dans les *six* et *vingt-quatre* premières heures avec toutes chances de succès dans les ambulances et les hôpitaux de la zone des étapes à 15 et 20 kilomètres de la ligne de feu.

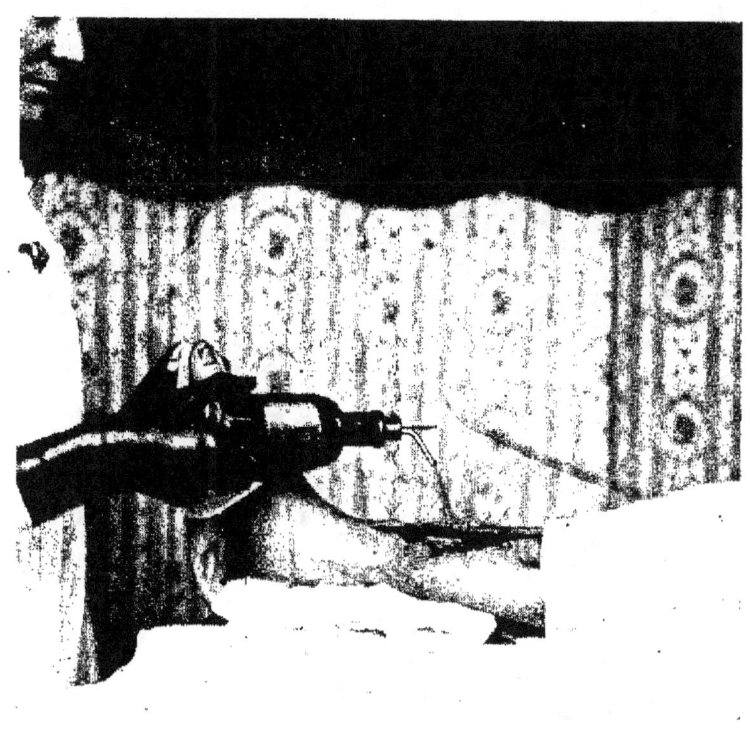

MÉTHODE MENCIÈRE
Macération des tissus.

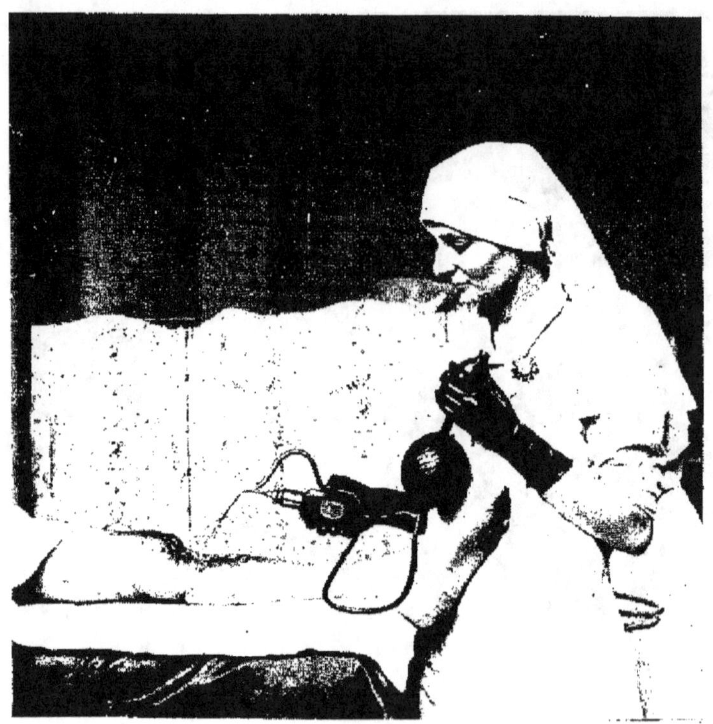

MÉTHODE MENCIÈRE

Pulvérisation à l'aide de la solution embaumante.

La méthode MENCIÈRE, dite **embaumement méthodique**, consiste :

1° A pratiquer un large débridement de la plaie, un nettoyage méticuleux des tissus attrits, l'extraction du projectile, l'incision au point déclive (CHASSAIGNAC), le lavage de la plaie à l'eau MENCIÈRE ;

2° A soulever les rebords de la plaie avec des pinces de KOCHER et, dans les « puits » ainsi formés, à verser avec une pissette (Pl. I) la solution MENCIÈRE qui pendant quatre à six minutes va « macérer », embaumer, pénétrer les tissus, tuant les bactéries, rendant imputrescibles « les tissus attrits », foyer de développement microbien. Un pulvérisateur embaume les tissus qui émergent sur les plaies en surface (Pl. III).

Ce pansement est renouvelé toutes les vingt-quatre heures, sauf dans les cas graves (tissus gangréneux, blessés de quarante-huit heures, de quatre jours) où le pansement est refait toutes les douze heures pendant deux ou trois jours.

Le mieux, certes, serait de conserver les blessés pendant quelques jours aux ambulances ; mais il peut y avoir encombrement au moment d'une bataille.

Grâce à la stabilité des principes actifs à formule chimique déterminée renfermés dans le liquide MENCIÈRE, il est permis de faire au blessé un pansement efficace durant vingt-quatre à quarante-huit heures et rendant facile son transport vers une autre formation.

Voici quelques résumés d'observations d'embaumement d'attente que nous donnons à titre d'exemples.

I

S..., Marius. Blessé le 6 juin 1915. Entré dans la nuit du 6 au 7. Opéré le 9.

Plaie par balle, en séton, de l'articulation tibio-tarsienne droite.

Dès l'entrée, embaumement d'attente avec solution et seringue de verre.

Cette plaie grave a peu ou pas réagi pendant trois jours, permettant ainsi de pratiquer un embaumement méthodique dans de bonnes conditions, même le troisième jour. Évacué le 14.

II

D..., Eugène. Blessé le 5 juin 1915. Entré le 6 au matin.

Éclat d'obus cuisse gauche (*Bacillus perfringens*).

Embaumement d'attente dès l'entrée. Grande cavité d'attrition.

Opération et embaumement méthodique pratiqués le 6 juin dans la soirée. Évacué le 10 juin.

III

B..., François.

Plaies des deux pieds par minenwerfer ; broiement du pied gauche ; plaie profonde, contuse, souillée, occupant la face dorsale.

Blessé le 28 juin 1915. Entré le 30 juin.

Embaumement avec la seringue, dès l'arrivée.

Opéré le 3 juillet. On retire des clous de soulier et la valeur de deux cuillerées de terre.

L'embaumement d'attente, bien que pratiqué tardivement, a donc pu entraver les cultures microbiennes pendant plusieurs heures dans un cas très défavorable.

Ce procédé d'embaumement d'attente, employé dans l'armée du médecin inspecteur général NIMIER pendant la bataille de la Somme, a donné également les meilleurs résultats.

Un jour d'affolement, d'encombrement intense dans nos ambulances quand, par suite de la guerre de mouvement, celles-ci se déplacent, l'embaumement d'attente permet, comme *pis aller* (car ce qu'il faut faire, c'est l'embaumement méthodique après incisions, mèches non tassées et large drainage), de faire un pansement préparatoire à un acte chirurgical obligatoirement différé.

Mais, bien entendu, cet acte chirurgical suivi d'embaumement méthodique doit être pratiqué le plus rapidement possible.

Voici la méthode telle que l'auteur l'a simplifiée pour l'ambulance.

Les plaies de guerre auxquelles elle s'adresse possèdent généralement toute la collection des microbes.

En associant quatre antiseptiques : iodoforme, gaïacol, eucalyptol, baume du Pérou, on arrive à détruire tous les germes : spores, bactéries aérobies ou anaérobies.

Sous un très petit volume on peut emporter une quantité considérable de pansements avec des produits tout à fait stables.

En voici un exemple pour une ambulance :

On prend cent paquets d'iodoforme de 10 grammes.

On emporte aussi un récipient en aluminium de 3 litres de mélange concentré : gaïacol, eucalyptol, baume du Pérou, qui donnent 100 litres de solution permettant d'exécuter de 3.300 à 20.000 pansements, suivant la technique employée (deux cuillerées à soupe pour 1 litre de véhicule ; chaque pansement revient de 3 à 9 centimes).

Un deuxième bidon de 3 litres de *solution mère* : acide benzoïque et gaïacol (deux cuillerées à café pour un litre d'eau), permet de préparer 300 litres d'eau antiseptique pour le lavage des mains, des instruments, des plaies et au besoin pour les pansements.

Les produits étant stables, n'importe qui, médecin ou simple infirmier même, peut, étant donnée la constitution des *solutions mères*, faire la préparation instantanée du produit MENCIÈRE.

A l'hôpital, la « méthode conservatrice en chirurgie de guerre, telle qu'elle découle de la pratique de l'embaumement et de la phénolisation », a été appliquée au traitement de grandes blessures de guerre : attrition des membres avec gangrène gazeuse, vastes plaies salies de boue, fractures comminutives, délabrement avec ou sans suppuration des articulations du cou-de-pied, du genou, de la hanche, de l'épaule, etc., etc.

La technique de l'auteur consiste, suivant les cas, à pratiquer d'emblée l'embaumement de la plaie ou la phénolisation de la plaie que l'on embaume ensuite.

Les agents de l'embaumement sont essentiellement le gaïacol, principe actif de la créosote qui en contient

25 %, et l'eucalyptol, antiseptique de premier ordre et « substances cytogènes » par excellence, dit l'auteur.

La nouveauté du procédé consiste dans l'emploi *larga manu* (à la façon des antiseptiques chirurgicaux usuels pour le pansement des plaies) :

1° De ces deux antiseptiques ;

2° Des principes actifs eux-mêmes des substances de la série aromatique : acide benzoïque, acide cinnamique, éthers benzoïques, etc.

Ces principes actifs en solution sont : les éthers des acides cinnamique et benzoïque et ces acides eux-mêmes à l'état libre, auxquels est adjointe une partie des résines des baumes.

Parmi les *nombreuses formules* de l'auteur, dans les cas graves on doit donner la préférence à une *association optima* pour la désinfection des plaies septiques.

En voici la formule qui n'est pas intangible et peut varier selon les cas.

Solution Mencière pour l'embaumement des plaies.

(Solution B.)

Iodoforme	
Gaïacol.	ââ 10 gr.
Eucalyptol	
Baume du Pérou	
Alcool.	100
Éther Q. S. pour un litre.	

Cette même association se retrouve dans la pommade antiseptique épidermisante.

Pommade Mencière.

Iodoforme . . . . ⎫
Gaïacol . . . . ⎬ ãã 10 gr.
Eucalyptol . . . . ⎪
Baume du Pérou . . . . ⎭
Vaseline . . . . 1 kg

Les principes actifs de l'embaumement peuvent être émulsionnés dans l'eau, grâce à la saponine et à la teinture de Panama :

Teinture de Panama à 1/5 . . . .   75^{gr} »
Iodoforme   2   50
Saponine   2   50
Gaïacol   10   »
Eucalyptol   10   »
Baume du Pérou   10   »

Par ce traitement on obtient la désinfection complète des plaies et une action réparatrice extrêmement active.

Il permet de pratiquer des pansements d'application simple que l'on peut ne renouveler que rarement, d'une puissance antiseptique considérable, et qui facilitent le transport des blessés, comme on l'a vu précédemment.

L'iodoforme et le baume du Pérou voisinent avec le gaïacol et l'eucalyptol dans les formules de l'embaumement. Pourtant, à la rigueur, on peut s'en passer.

Expérimentalement, il a été reconnu que l'action principale est dévolue au gaïacol, à l'eucalyptol et à l'acide benzoïque, dont les formules respectives sont : $C^6H^4(OH).(OCH^3)$. — $C^{10}H^{18}O$. — $C^6H^5.CO^2H$.

Ils agissent à la fois comme antiseptiques et comme « cytogènes » : excitants puissants de la vitalité cellulaire, ils permettent de combler des pertes de substance considérables. Ce sont des corps chimiquement définis, étant capables d'assurer par cela même une étude rigoureuse au point de vue biologique et clinique, à l'encontre par exemple des essences, corps complexes et variables. De même, la connaissance de leur posologie interne permet l'antisepsie de cavités et d'organes pour lesquels l'emploi du sublimé, de l'acide phénique, etc., est impossible.

Enfin, ce sont d'excellents antiseptiques pour la substance cérébrale et les méninges.

En 1900, l'auteur, après PHELPS, avait étudié la phénolisation des os et des articulations, surtout au point de vue de la tuberculose.

De sa clinique était sortie en outre, avant la guerre, la première opération de phénolisation faite en France.

L'EMBAUMEMENT

L'embaumement est une méthode d'ordre général étudiée par l'auteur sur environ 20.000 pansements, se prêtant aux nécessités créées par le genre de plaie et son stade d'évolution, et qui, par conséquent, ne peut être employé en particulier sous telle ou telle forme de pansement : humide, sec ou gras.

Par exemple : le pansement humide peut être nécessaire au début sur une plaie phlegmoneuse quand on cherche à déterger un foyer ; le pansement sec, après le pansement humide, pour activer la cicatrisation des tissus ; le pansement gras, pour obtenir la formation rapide de la cellule épidermique.

Les formules de la méthode générale de l'embaumement ont été établies pour répondre à toutes ces nécessités afin que les principes actifs ne cessent en aucun cas d'être en contact étroit avec les cellules :

La série « émulsion », pour le pansement humide ou sec ; la série « éthérée », pour le pansement sec ; la série « oléo » avec véhicule gras, huile de vaseline ou autre, axonge, lanoline ou vaseline, comme pommade épidermisante.

Elle est établie de manière à pouvoir s'adapter aux différentes circonstances, variété de plaies, état de la plaie, organes, cavités, idiosyncrasie du sujet.

LA PHÉNOLISATION

C'est le moyen le plus énergique que l'on puisse employer, avant l'amputation, pour désinfecter un foyer septique.

On y a recours dans les cas de plaies gangréneuses à *Bacillus perfringens,* dans les lésions osseuses ou articulaires graves et déjà anciennes.

L'embaumement et la phénolisation ne sont que des moyens, mais qui ont permis d'envisager une technique générale en chirurgie de guerre, conduisant à la chirurgie conservatrice et permettant de la pousser jusqu'à ses plus extrêmes limites.

Cette technique s'est créée peu à peu : août 1914 en a vu le début.

La voici telle qu'elle est préconisée par l'auteur :

1° Chirurgie conservatrice dans les grands délabrements des membres, par embaumement ;

2° Fractures récentes : incision, nettoyage du foyer, embaumement : shock réduit au minimum par rachistovaïnisation, si possible, et opération ne dépassant pas cinq à six minutes ;

3° Fractures anciennes et suppurations chroniques : même technique générale et même rapidité d'exécution, mais phénolisation suivie d'embaumement ;

4° Plaies de guerre articulaires : arthrotomie; « précoce » embaumement ;

Arthrites traumatiques par plaies de guerre.

Récentes : arthrotomie, parfois synovectomie et embaumement; cas très graves : résection, embaumement ;

Anciennes : et sous ses deux formes, arthrite purulente et arthrite à marche chronique, simulant macroscopiquement la tumeur blanche : phénolisation et embaumement ;

5° Plaie du pied, compliquée d'arthrite de ses articulations multiples : évidement total, sauf le calcanéum et les métatarsiens : phénolisation et embaumement.

Tibio-tarsienne, seule envahie :

Plaie récente : arthrotomie, embaumement.

Plaie ancienne : astragalectomie, phénolisation, embaumement ;

6° Gangrène gazeuse : possibilité, dans certains cas, d'éviter l'amputation par la phénolisation suivie d'embaumement;

7° Plaies crâniennes, abcès du cerveau : incision,

esquillotomie, trépanation, crâniectomie, embaumement ;

8° Sutures secondaires après embaumement méthodique répété.

Conditions des sutures primitives après embaumement méthodique extemporané ;

9° Formule de mastic pour fermeture des cavités osseuses.

Le pansement limite, précise et assure le succès de l'acte chirurgical. Toutefois, il ne le supprime pas. Il transforme l'évolution des plaies dans un très grand nombre de cas.

Il évite la pourriture d'hôpital, les plaies atones, les suppurations interminables et jusqu'à l'odeur de pus qui existe dans les salles d'hôpitaux.

Il est facile de se rendre compte de l'efficacité du traitement MENCIÈRE en parcourant les deux observations suivantes prises au hasard dans son mémoire traitant spécialement des plaies de guerre.

Observation CXXI

Paul A..., blessé le 7 janvier 1916, opéré le 8. Photographié en couleurs le 28 janvier ; plaie superbe, état général parfait. Le 19 février, au 41e jour, on note : plaie comblée, manque un peu d'épiderme. Conservation des mouvements.

Paul A... a été opéré et guéri par le M. A. M. Plaisant, qui a appliqué à Royallieu pendant plusieurs mois la méthode Mencière.

Sur la photographie en couleurs prise au vingtième

re large de l'articulation.

nts.

3 mars 1916.

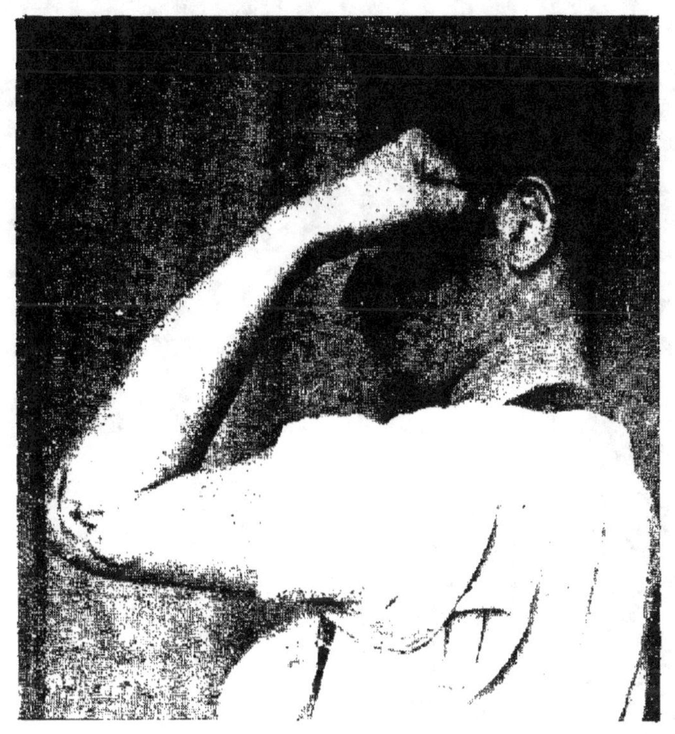

Photographié le 17 mars 1916.

MÉTHODE MENCIÈRE

Paul A...

Broiement du condyle externe (coude gauche) par balle à effet explosif. — Ouverture large de l'articulation.
Embaumement. Guérison *ad integrum* avec tous les mouvements.

Blessé présenté guéri à la Réunion des Médecins de la VIe Armée le 13 mars 1916.

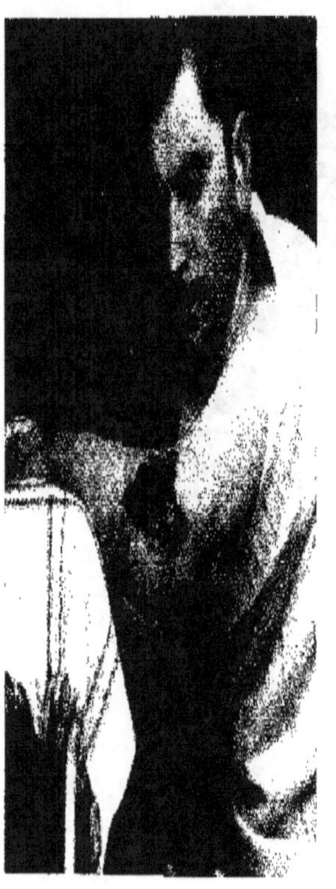

Blessé le 7 janvier 1916.
Photographié le 29 janvier 1916.

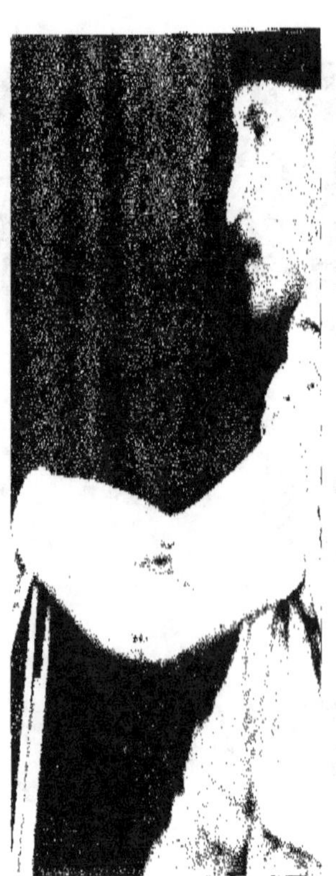

Photographié le 13 mars 1916.

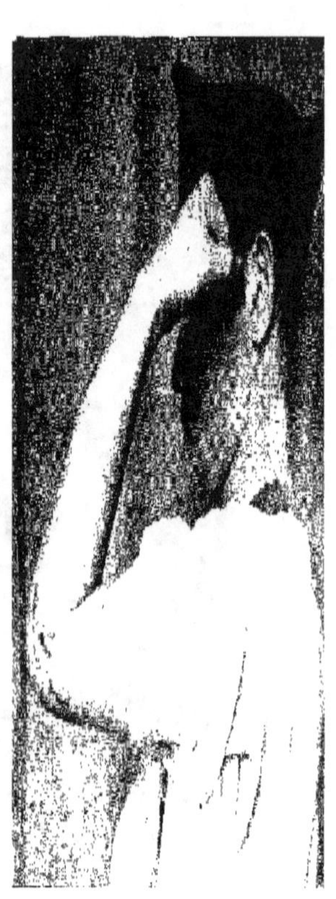

Photographié le 13 mars 1916.

jour on aperçoit le coude béant, une vaste plaie au niveau du condyle externe. La plaie a été produite par une balle à effet explosif. Le cliché montre la profondeur de la blessure et son étendue. Il indique aussi une plaie saine, rouge carmin, de très bon aspect.

Ce blessé présente un des résultats les plus remarquables qu'il ait été donné d'observer depuis le début de la guerre. Ce résultat fut obtenu d'une façon très simple : résection de la partie du condyle faisant esquille ; embaumement méthodique. Pansement régulièrement renouvelé toutes les vingt-quatre heures, puis ensuite toutes les quarante-huit heures. Pas d'appareil plâtré, une gouttière métallique pendant quelque temps. Cicatrisation régulière sans élévation de température, le blessé conservant un bon état général.

Au moment de l'évacuation du sujet, la cicatrisation de la blessure était terminée, la guérison parfaite, tous les mouvements volontaires d'extension et de flexion du coude conservés. La pronation et la supination étaient normales ainsi que tous les mouvements du poignet, des doigts et de l'épaule.

Observation XXXVII

Ch..., infanterie, blessé le 29 avril 1916, à 16 heures, entré le 29 avril à 19 heures. Opéré le 29 avril à 21 heures.

Horrible blessure par éclat d'obus. Jumeaux et soléaire entièrement broyés, fléchisseur et jambier postérieur broyés par endroits ; par place, on arrive jusque sur la face postérieure du tibia.

Cuisse droite : éclat d'obus de la grosseur d'une noix

sectionnant le biceps et venant se loger dans le creux poplité.

Pied gauche : horrible plaie découvrant le calcanéum haché et la plante du pied.

Blessé shocké : sérum physiologique intraveineux.

Nettoyage et dissection très prudente des plaies ; car il eût fallu tout enlever, ce qui, fatalement, aurait transformé le blessé en infirme. Lavage à l'eau MENCIÈRE.

Embaumement à la solution. Embaumement qui sera, dans les débuts, répété toutes les vingt-quatre heures.

Sutures secondaires par fils métalliques et attelles au niveau de la cuisse et du pied.

Au 60ᵉ jour, ce blessé commence à marcher avec deux cannes. Au 65ᵉ jour, il va et vient, sans canne, dans l'intérieur de l'hôpital et dans les jardins. Tous les mouvements volontaires de la hanche, du genou et du pied.

Cas remarquable de conservation par embaumement. Réparation rapide des tissus.

Contrôle bactériologique de la méthode Mencière.

Le premier contrôle bactériologique de la méthode MENCIÈRE a été fait par M. le médecin-major COSTA, chef du laboratoire de bactériologie de la VIᵉ armée. A ce point de vue particulier, les examens de M. COSTA ont surtout trait aux blessures graves et infectées (plaies récentes) des blessés d'ambulance et des hôpitaux de l'avant.

J'ai pu suivre quotidiennement, à l'hôpital du Grand Palais, toute une série de plaies de tout genre. Ces plaies que j'ai choisies à mon gré dans le service même du Dʳ MENCIÈRE et que j'ai soumises à un contrôle répété, m'ont amené aux constatations suivantes :

Plaies en voie de cicatrisation. Actuellement, le chirurgien base le plus généralement sa détermination opératoire sur deux données : l'aspect de la plaie, l'absence de germes à son niveau.

a) La plaie doit être rouge, comme vernissée, sans points grisâtres.

b) Ce procédé empirique doit être complété par la connaissance de l'état bactériologique de la plaie (Sur les frottis on ne doit plus rencontrer de germes, ou au plus un par champ de microscope).

POLICARD dit qu'il s'agit là d'un procédé clinique suffisant, mais en réalité grossier, qui ne permet pas de conclure à une asepsie rigoureuse de. la plaie.

Nous avons étudié, comme lui, comparativement par la culture et par l'épreuve du frottis, la flore bactérienne d'un grand nombre de plaies en voie de cicatrisation. Comme on pouvait s'y attendre, il y a toujours parallélisme entre le résultat négatif de l'épreuve du frottis et une faible quantité de colonies à la culture.

Jamais nous n'avons rencontré de plaies *absolument aseptiques;* mais, cette réserve faite, le moyen pratique, très simple, préconisé par CARREL, est excellent : les frottis ne doivent pas montrer plus d'un germe par champ.

Nous avons procédé de la façon suivante :

Des préparations ont été faites par impression, en posant sans frotter une lame préalablement flambée sur plusieurs points choisis de la plaie. Ces prépara-tions ont été fixées et colorées par la thionine phéniquée, le violet de gentiane ou le bleu de méthylène. Dans chaque examen au microscope, 12 champs on. été observés à un grossissement de 600 à 800 diamètres (1).

La valeur du rapport $\dfrac{\text{nombre de germes}}{12 \text{ champs}} = $ l'indice microbien qui doit être inférieur à $\dfrac{12}{12}$.

La présence en un point d'une lame d'une accumulation de germes est une contre-indication.

Nous avons constaté avec notre assistant M. BLAQUE, après plusieurs centaines d'expériences sur des blessés traités par le procédé MENCIÈRE, que le nombre de microbes décroissait rapidement (un à quatre jours) au point de pouvoir considérer la plaie comme pratiquement aseptique (un germe par champ).

Le *moment optimum pour la suture* (fermeture de la plaie) a pu être ainsi scientifiquement déterminé.

Pendant deux mois, nous avons pu constater, sur plus de trente cas divers de plaies récentes, énormes et très infectées, des faits fort intéressants.

D'une manière générale, la méthode MENCIÈRE permet l'antisepsie d'organes et de cavités, où sans elle l'antisepsie eût été illusoire ou dangereuse.

Les bactéries qui, au début de mes examens, étaient innombrables, tombaient en moins de trois jours à 50 ou 60 ; puis, vingt-quatre ou quarante-huit heures après, à 3 ou 4 ; enfin quelques heures encore, et il n'y en avait plus qu'une ou deux.

---

(1) Je suis heureux de remercier ici notre assistant et ami M. Blaque, qui a bien voulu nous assurer sa précieuse collaboration.

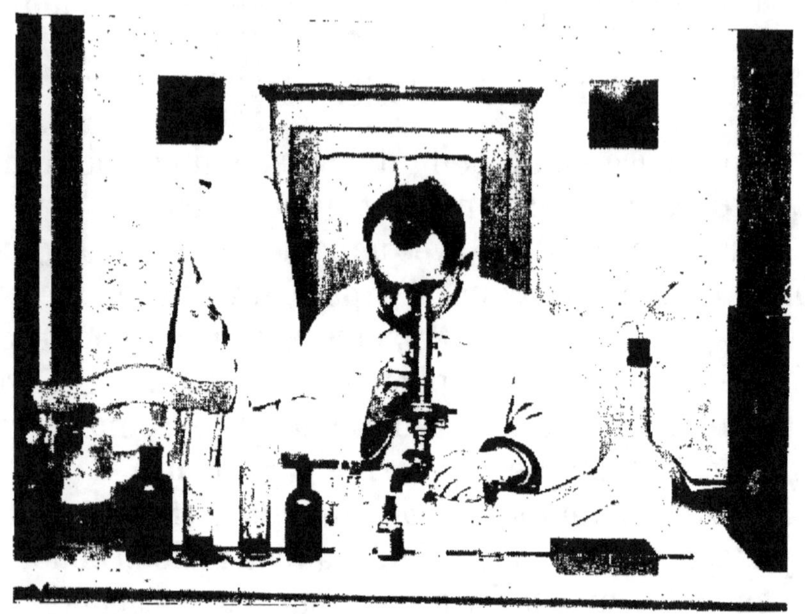

MÉTHODE MENCIÈRE

Détermination de l'indice microbien des plaies.

Je ne me suis pas contenté de l'épreuve par frottis, estimant qu'elle devait être complétée, ainsi que l'aspect clinique, par une autre épreuve : l'étude cytologique de l'exsudat et de la surface de la plaie.

Sur une plaie en suppuration, non apte à la suture, l'exsudat est exclusivement constitué par des leucocytes polynucléaires neutrophiles plus ou moins dégénérés. A mesure que l'état de la plaie s'améliorait, nous constations que la formule cytologique révélée par les lames obtenues par contact changeait peu à peu. Aux polynucléaires s'adjoignaient des éléments mononucléaires : cellules à type de lymphocytes et grands mononucléaires qui sont surtout des cellules endothéliales des capillaires des bourgeons charnus.

Les plaies en situation optima pour la suture avaient un exsudat constitué par 70 à 80 °/₀ de leucocytes polynucléaires neutrophiles non dégénérés (vivant à l'épreuve des colorations vitales) et 20 à 30 °/₀ de mononucléaires (en majorité de grands) qui sont pour la plupart des cellules endothéliales de capillaires néoformés. Leur présence, jointe à celle de cellules endothéliales en grande quantité, est un signe excellent.

Nous avons assisté à l'apparition de tous ces phénomènes au cours de l'application de la méthode de l'embaumement, et cela dans un temps relativement court.

En résumé, la méthode MENCIÈRE produit l'immobilisation biologique des tissus nécrosés, par l'action de substances qui les rendent imputrescibles.

———————

MÉTHODE VINCENT

En tenant compte, d'une part, de ce que les microbes pathogènes se multiplient dans les plaies de guerre dès la neuvième heure, et, d'autre part, de ce que le blessé ne peut être mis entre les mains du chirurgien que douze ou même vingt-quatre heures après sa blessure, en raison, notamment, des difficultés de transport, H. VINCENT estime qu'il importe de pratiquer, dès le début même de l'infection des plaies, c'est-à-dire au poste de secours, un pansement capable d'entraver la multiplication microbienne en attendant l'intervention chirurgicale. Il y a donc lieu, de l'avis de cet auteur, d'instituer une prophylaxie chirurgicale des infections des plaies de guerre, une désinfection préventive des plaies dès le poste de secours.

A cet effet, l'auteur a recherché un antiseptique à l'état de poudre, en raison des avantages multiples que présente un corps à l'état solide sur ce même corps à l'état liquide, capable de fournir, sous le minimum de volume, le maximum d'efficacité. De la série de corps qu'il a étudiés, c'est l'hypochlorite de chaux qui s'est, de beaucoup, manifesté comme le plus actif à la dose la plus faible. De telle sorte que VINCENT est parvenu à employer un mélange antiseptique dont la formule est :

Hypochlorite de chaux titrant 100 à 110 litres de
    chlore . . . . 10 gr.
Acide borique officinal pulvérisé et bien sec. . . 90

La technique du pansement, à l'aide de cette poudre, est relativement simple. Elle consiste, pour les blessures en surface, à saupoudrer abondamment la plaie avec le flacon renfermant la poudre, et dont le goulot a été préalablement flambé ; au moyen d'un instrument quelconque, on introduit cette poudre dans tous les replis de la plaie. Pour les plaies borgnes ou en séton, on utilise un insufflateur d'un modèle robuste et d'un emploi facile, qui permet la pénétration de la poudre aussi loin que possible.

Toutes les catégories de blessures, sauf les plaies pénétrantes du thorax et de l'abdomen, ont été traitées par cette méthode, qui, ainsi qu'il ressort des observations publiées dans la *Presse Médicale* du 1er février 1917, paraît avoir donné de bons résultats.

Les blessés, traités dès le poste de secours par la méthode de VINCENT, arrivent à l'ambulance chirurgicale avec des plaies saines, sèches et d'aspect normal. En outre, cette méthode ne semble pas devoir porter préjudice aux tissus vivants qu'elle n'altère aucunement. Elle est parfaitement tolérée par le blessé qui n'accuse aucune douleur et même, bien souvent, aucune sensation, pendant son application. Enfin elle ne gêne en rien la cicatrisation qu'elle favoriserait, au contraire.

Pour H. VINCENT, et selon ses termes mêmes, le pansement préventif à l'aide de sa poudre réalise une sorte d'embaumement qui contient ou limite la pullulation des bactéries apportées par le projectile, par les fragments de vêtements, par la boue, etc. Il suspend donc, dans un grand nombre de cas, la phase silencieuse et si redoutable d'infection.

Si l'on ajoute que l'hypochlorite de chaux renferme normalement du chlorure de calcium dans la proportion de 5 à 7 °/₀ et que ce dernier sel jouit de propriétés hémostatiques, on voit que la méthode de H. VINCENT est à la fois préventive, antiseptique et hémostatique.

MÉTHODES BASÉES SUR L'EMPLOI
DES SÉRUMS THÉRAPEUTIQUES

SÉRUMS THÉRAPEUTIQUES

Les sérums thérapeutiques employés jusqu'à ce jour proviennent du sang d'animaux, notamment de chevaux, immunisés contre diverses maladies contagieuses.

Sérum de Leclainche et Vallée.

(Opsolysine)

Le sérum de LECLAINCHE et VALLÉE est un sérum polyvalent produit par des chevaux immunisés contre les germes des diverses suppurations (staphylocoques, streptocoques, colibacille, bacille pyocyanique) et des gangrènes gazeuses (*Vibrion septique, Bacillus perfringens*). Il posséderait les avantages reconnus au sérum normal et ceux qui résultent de la présence des anticorps spécifiques. Il forme une couche isolante sur les plaies et favorise la régénération rapide des éléments anatomiques, la phagocytose des germes et tarit la suppuration. Il est facile à employer. A cet effet, on applique sur la plaie des couches de gaze stérilisée, imbibée de ce sérum ; il serait contre-indiqué en chirurgie cérébrale à cause d'accidents sériques anaphylactiques.

Méthode de Leclainche et Vallée.

En instituant leur méthode de traitement des plaies infectées, LECLAINCHE et VALLÉE ont eu pour but de fournir aux cellules organiques, tout en ménageant leur vitalité et leur faculté de bourgeonnement, le moyen d'assurer par elles-mêmes la digestion des microorganismes des plaies, grâce à l'emploi d'un sérum spécifique. Ce sérum est dit « polyvalent » en ce sens qu'il s'adresse, non à une seule, mais aux principales variétés de bactéries capables de provoquer l'infection des blessures.

La méthode n'est pas née de la guerre. Dès 1912, LECLAINCHE et VALLÉE préparaient un sérum permettant de réaliser la destruction des germes microbiens habituellement rencontrés dans les plaies infectées. Pour obtenir leur sérum, ces auteurs immunisaient un cheval par la voie sous-cutanée et par des inoculations répétées, à l'aide des espèces microbiennes suivantes : staphylocoques et streptocoques de variétés diverses, colibacilles et pyocyaniques de souches multiples.

Depuis la guerre, et dès que l'importance des agents microbiens anaérobies, notamment dans l'évolution des plaies gangréneuses, a été démontrée, LECLAINCHE et VALLÉE ont associé aux germes aérobies précités, dans la préparation de leur sérum, le *Vibrion septique* et le *Bacillus perfringens*.

On conçoit qu'un tel sérum soit spécifique vis-à-vis des infections provoquées par les espèces microbiennes qui ont contribué à sa préparation ; mais il apparaît immédiatement que son emploi doit être exclusif de tout antiseptique. Car il est bien évident qu'une substance antiseptique, administrée concurremment à ce sérum, paralyserait et compromettrait singulièrement l'action de ce dernier. De telle sorte qu'il est simplement nécessaire, pour préparer la plaie, de la laver à l'eau ou à la solution physiologique bouillies. Le sérum pourra être alors diversement employé suivant les cas : en en imbibant, soit les gazes, soit les mèches pour les plaies en surface ou borgnes, en injections dans les trajets ou les cavités.

Le sérum polyvalent de LECLAINCHE et VALLÉE a été appliqué au traitement des plaies de guerre infectées les plus diverses quant à leur forme et à leur localisation. Aux dires de ses auteurs, et ainsi que le prouvent les observations communiquées par M. DE FLEURY à l'Académie de Médecine en 1915, il a donné les résultats les plus nets et les plus précieux, sans que jamais le plus léger accident ait été observé. Son action s'exerce localement sur les plaies de toute nature et de toute origine, suppurantes ou non.

L'application de ce sérum est non seulement indolore, mais la douleur qui existait auparavant s'atténue et disparaît presque aussitôt. Très fréquemment, le pus n'existe plus après vingt-quatre ou quarante-huit heures. Dans les cas les plus graves, les caractères de la suppuration se trouvent modifiés : les pus fétides, sanieux, colorés, font place à un léger suintement qui disparaît lui-même très rapidement.

Dans le même temps, la plaie se déterge, les enduits qui la recouvrent disparaissent, les sphacèles s'éliminent, les lambeaux non détachés se réparent.

Dès les premiers pansements, la température des fébricitants s'abaisse ; toutefois, l'application du sérum provoque volontiers une réaction thermique légère et fugace.

L'état général s'améliore très vite, et le blessé avoue une sensation de bien-être.

Enfin la cicatrisation survient hâtivement et l'aspect des cicatrices obtenues est irréprochable.

Tels sont les avantages, d'après ses auteurs, de l'emploi du sérum polyvalent de LECLAINCHE et VALLÉE. Ainsi que ces derniers et le D^r DE FLEURY l'ont exposé à l'Académie de Médecine, le pansement, à l'aide de ce sérum, réaliserait une véritable antisepsie physiologique.

Sérum de Weinberg et Seguin.

(Serum antiœdematiens)

Bien que, dans leurs recherches, WEINBERG et SEGUIN aient eu uniquement en vue le traitement de la gangrène gazeuse, et bien que leur méthode n'ait encore été expérimentée que sur une échelle relativement restreinte, il convient de ne point terminer le chapitre relatif à la sérothérapie des plaies de guerre, sans dire quelques mots de leur sérum.

A la suite d'observations nombreuses, faites sur des blessés provenant des points les plus divers du front, WEINBERG et SEGUIN avaient reconnu que le *Bacillus œdematiens* était un des microbes les plus répandus des plaies de guerre, extrêmement dangereux, capable de produire à lui seul, en tant qu'anaérobie pathogène, la gangrène gazeuse toxique.

Dès 1915, des essais pratiqués sur lapin et mouton avaient montré, aux deux auteurs précités, qu'il était possible d'obtenir un sérum contre la toxine du *Bacillus œdematiens*. WEINBERG et SEGUIN immunisèrent alors un cheval auquel ils injectèrent, en dix mois, 1.210 centimètres cubes de toxine. Ils constatèrent que le sérum de ce cheval possédait des propriétés antitoxiques et préventives élevées. Ce sérum neutralisait en effet des doses mortelles de culture, en bouillon, de *Bacillus œdematiens*, et de plus, injecté à la dose de 1/100 de centimètre cube à un cobaye, il protégeait celui-ci contre 5 à 10 doses mortelles de culture. En outre, des cobayes injectés préalablement soit avec une culture, soit avec la toxine du *Bacillus œdematiens*, étaient guéris par traitement à l'aide du sérum de cheval immunisé. Ce sérum s'était montré non seulement préventif et antitoxique, mais aussi nettement curatif.

Lorsque WEINBERG et SEGUIN communiquèrent les résultats de leurs recherches à l'Académie des Sciences, dans sa séance du 26 février 1917, ils n'avaient encore expérimenté leur sérum que dans le traitement de quelques blessés. L'injection de sérum *antiœdematiens* n'avait pu sauver un blessé atteint de gangrène gazeuse à *œdematiens* et à évolution très rapide ; par contre, son action favorable avait été très nette dans cinq autres cas.

MÉTHODE

DES

SÉRUMS OU LIQUIDES NUTRITIFS ARTIFICIELS
IMPROPREMENT APPELÉS
SÉRUMS PHYSIOLOGIQUES (1)

UTILISATION DES SÉRUMS ET LIQUIDES NUTRITIFS ARTIFICIELS DANS LES PANSEMENTS DES PLAIES DE GUERRE.

Les physiologistes sont parvenus, il y a déjà un certain temps, à entretenir par des sérums nutritifs artificiels la vie et les fonctions de certains organes isolés du corps. LOCKE, le premier, montra que le cœur isolé des mammifères, préparé pour la circulation coronaire, bat régulièrement et avec force pendant plusieurs heures, lorsqu'on se sert comme liquide nutritif de la solution de RINGER, additionnée d'un peu de glucose et saturée d'oxygène.

---

(1) Le mot sérum est impropre lorsqu'il s'agit de désigner des liquides nutritifs artificiels ; c'est soluté physiologique de..... qu'il faut dire. Ex. : soluté physiologique de chlorure de sodium (chlorure de sodium, 7 grammes ; eau distillée, 993 grammes), et non sérum physiologique comme on le désigne le plus souvent.

Nous parlerons de la méthode de WRIGHT, du sérum de RINGER-LOCKE, de celui de HEDON et de FLEIG, et de celui de SCHIASSI

Méthode de Wright.

Dans une série d'articles du plus haut intérêt, publiés dans *The Lancet* (¹), sur l'infection des plaies de guerre, le colonel Sir Almroth E. WRIGHT, du corps expéditionnaire britannique opérant en France, a exposé une méthode de traitement qui, d'après les termes mêmes de son auteur, est une méthode physiologique.

WRIGHT, en constatant que dans une plaie infectée il se produit un exsudat de lymphe doublement actif sur les microorganismes par son pouvoir antitryptique et par l'action phagocytaire des leucocytes qu'il renferme, a conclu que le but du chirurgien est de rechercher une substance capable de provoquer la formation de la lymphe possédant ces propriétés bactéricides. Il est ainsi arrivé à employer une solution contenant 5 °/₀ de chlorure de sodium et 0,5 °/₀ de citrate de sodium. Toutefois, WRIGHT conseille de compléter son mode de traitement par l'emploi des vaccins curatifs et prophylactiques.

La méthode de WRIGHT peut se décomposer en trois temps correspondant aux formations hospitalières par lesquelles passe le blessé.

Tout d'abord, au poste de secours (*First Aid Post*)

____

(1) *The Lancet*, année 1915, pages 879, 957, 1009, 1063.

le praticien, après arrêt de l'hémorragie, fera un nettoyage aussi complet que possible de la plaie qu'il bandera soigneusement. Puis il pratiquera une injection prophylactique de vaccin antigangréneux contenant du streptocoque, du staphylocoque et du bacille de Welch.

En second lieu, dès l'arrivée du blessé à l'ambulance de campagne (*Field Ambulance*) et après avoir extrait le ou les projectiles, le chirurgien procède au drainage de la plaie à l'aide de la solution ci-dessus indiquée. A cet effet, la plaie est nettoyée au moyen d'injections pratiquées avec une seringue remplie de la solution de WRIGHT, et on imbibe de la même solution les mèches de gaze servant à faire le pansement qui doit être très épais. Sur la dernière gaze on dispose un ou deux comprimés de sel qui sont maintenus en place par la bande recouvrant le tout.

Enfin, à l'hôpital de la base, il doit être procédé à l'irrigation de la plaie. L'importance de cette dernière opération est, pour E. WRIGHT, fondamentale, car elle permet de maintenir, d'une façon constante, le contact du liquide avec la plaie. En premier lieu, l'irrigation se fait à l'aide d'une solution saline hypertonique (chlorure de sodium à 5 %) bouillie et maintenue à une température de 37-40°. Cette irrigation se fait *de die in diem* jusqu'à restauration des tissus à leur état naturel ; WRIGHT lui donne le nom de *lymphagogic irrigation*. Puis intervient la *leucocytagogic irrigation*, qui doit être pratiquée au moyen d'une solution saline physiologique bouillie, jusqu'à extinction de l'infection superficielle. Lorsque cette dernière est réalisée, le chirurgien peut pratiquer l'intervention chirurgicale que nécessite l'état de la plaie, et notamment la suture secondaire de celle-ci.

Sérum de Ringer-Locke.

C'est un sérum physiologique qui assure le fonctionnement isolé, du cœur notamment.
Voici sa composition :

Liquide de Sydney Ringer-Locke.

Chlorure de sodium.	8^{gr} »
Chlorure de calcium.	0 20
Chlorure de potassium.	0 20
Bicarbonate de sodium	0 20
Glucose.	1 »
Eau distillée.	1.000 cm³
Oxygène (*ad libitum*)	à saturation

On stérilise à l'autoclave.

Le chlorure de sodium donne au liquide une tension osmotique qui assure l'isotonie (¹) et empêche l'hémolyse (²). Les chlorures de calcium et de potassium assurent le fonctionnement systolique du cœur dans les expériences. Le bicarbonate de soude donne l'alcalinité apparente du sang et le glucose lui fournit un élément nutritif. Le sérum est employé depuis longtemps par les physiologistes pour conserver

-----

(1) C'est-à-dire de densité voisine de celle du sang.

(2) C'est-à-dire la destruction des globules rouges du sang par mise en liberté de leur hémoglobine.

l'excitabilité des tissus et des organes isolés (foie, uretère, intestin) ; il est excellent, d'après GAUTRELET, pour remplacer le sérum de HAYEM par la voie sous-cutanée. Il est également employé en pansements. Sous cette forme il constitue un milieu de choix qui assure la résistance des tissus à l'infection. GLEY et LOEWY ont obtenu les meilleurs résultats dans les plaies de guerre : diminution des douleurs, disparition du pus, cicatrisation plus rapide.

Sérum de Hedon et Fleig.

HEDON et FLEIG ayant remarqué que la solution de LOCKE était privée de phosphore, de soufre et de magnésium, ont fait en sorte de préparer un autre liquide qui réalise des conditions encore plus favorables pour le maintien de l'irritabilité des organes ; ils ont ajouté du phosphate disodique et du sulfate de magnésie :

Chlorure de sodium (NaCl).	6^{gr} »
Chlorure de potassium (KCl)	0 3
Chlorure de calcium (CaCl^2)	0 1
Sulfate de magnésie (SO^{4}Mg)	0 3
Phosphate de soude (PO^{4}H Na^2)	0 5
Bicarbonate de soude (Co^{3}NaH)	1 5
Glucose.	1 »
Eau	1.000 »
Oxygène	à saturation

Un fragment d'intestin grêle de lapin plongé dans ce liquide continue à présenter des mouvements péristaltiques enregistrés facilement pendant huit à douze heures à 37° C., alors que dans le liquide de LOCKE l'irritabilité disparaît après quatre à cinq heures. La durée de la persistance de l'irritabilité des organes isolés du corps est d'autant plus longue que la température de ces organes est plus basse; en maintenant l'intestin ou l'œsophage à la température de 0° il est facile de provoquer encore les contractions au bout de sept jours après la mort de l'animal, en les ramenant progressivement à une température convenable.

L'eau de mer ne pourrait pas, d'après les auteurs, remplacer le liquide de LOCKE. Elle lui serait très inférieure; elle est impropre à maintenir les contractions du cœur de lapin isolé; ramenée à l'isotonie, elle est peu favorable à la vie des organes isolés; elle est même capable d'inhiber complètement les contractions du cœur. Les sérums artificiels salins exercent sur les organes une influence excitante et nutritive, avec prédominance de la première.

Sérum de Schiassi.

Le sérum ordinaire, appelé vulgairement sérum de HAYEM, exerce certains phénomènes sur les éléments cellulaires, dus à l'action du chlorure de sodium; il y a appauvrissement en calcium et en potassium, qui sont des toniques nerveux.

SCHIASSI (de Bologne) fait rentrer du calcium et du potassium dans sa formule pour combattre cette sorte d'adynamie cellulaire, du bicarbonate de soude pour lutter contre l'acidose, et du glucose, qui est un principe nutritif et tonique.

Voici la formule donnée par SCHIASSI :

Chlorure de sodium.	6ᵍʳ 50
Chlorure de potassium	0 30
Chlorure de calcium fondu . . .	1 »
Bicarbonate de soude	0 50
Glucose.	1 50
Eau distillée.	1.000 »

Quand on injecte le sérum par voie rectale, SCHIASSI préconise la même formule, plus :

Glucose	50 gr.
Alcool éthylique.	15

La pénétration du liquide dans les tissus est favorisée par l'alcool.

Méthode d'Abadie.

ABADIE (d'Oran) (¹) préconise, pour le traitement des plaies, l'emploi de solutions concentrées de sel marin, à l'exclusion de tout antiseptique.

La plaie, après avoir été nettoyée mécaniquement, est largement lavée à l'aide d'une solution de sel marin à 7 %ₒₒ (sérum physiologique) chaude, en ne craignant pas de malaxer légèrement les tissus dans

---

(1) *Bulletins et Mémoires de la Société de Chirurgie*, année 1915, page 1050.

le liquide qui les baigne, pour en faciliter la détersion. Puis, à l'aide de mèches de gaze, bien imbibées de solution salée concentrée, on bourre la plaie qui est finalement recouverte d'un pansement épais pour parer à l'exsudation, toujours abondante dans ce traitement.

Le Dentu, à propos de l'emploi de l'eau salée en chirurgie, affirme que le pouvoir antimicrobien du chlorure de sodium est extrêmement contestable, son effet antiputride est plus certain. Malgré les nombreuses expériences d'Abadie, qui se sert pour le traitement des plaies de guerre de solutions concentrées de sel marin à 140 $^o/_{oo}$, cette méthode n'a pas eu un grand succès.

Morestin l'indique comme douloureuse et a renoncé à son emploi.

Récemment Delbet a fait connaître les résultats remarquables que lui a donnés le chlorure de magnésium dans le traitement des plaies infectées. Ce sel en solution à 12,10 $^o/_{oo}$, stimule l'activité des globules blancs ; en injection il relève l'état général. De Fleury a pleine confiance dans le pansement à l'eau de mer stérilisée par vingt minutes d'ébullition, puis filtrée.

MODE D'EMPLOI DES LIQUIDES NUTRITIFS
ARTIFICIELS

Il faut employer ces liquides tièdes et stérilisés à l'autoclave. Si cette opération est effectuée par l'ébullition, il se produit un précipité de carbonate de calcium ; il est indispensable de stériliser d'une part le liquide sans chlorure de calcium et d'autre part une solution mère de ce dernier, solution dont on ajoute au moment voulu la quantité nécessaire pour qu'un litre du liquide contienne 0^{gr} 20 de chlorure de calcium. On en prend 20 centimètres cubes pour un litre de RINGER-LOCKE. Ces liquides peuvent être utilisés dans plusieurs circonstances :

1° *Lavages* : « Le lavage abondant des plaies souillées de débris ou de sécrétions purulentes sera indispensable au cours des pansements et des opérations. » Le chirurgien insistera sur l'importance du « premier débridement et du premier pansement des plaies de guerre, surtout lorsqu'il s'agira des projectiles d'artillerie (éclats de bombe, de grenades à main et à fusil, de projectiles Martin-Hal, de torpilles); leur multiplicité est parfois considérable, et il n'est pas rare d'avoir à faire sur le même blessé vingt-cinq à trente incisions différentes » (SOUBEYRAN).

2° *Véhicules* : Il est préférable de ne pas employer concurremment des antiseptiques en solution concentrée. GLEY et LOEWY ont obtenu des résultats satisfaisants dans le lavage de plaies en employant le liquide de LOCKE comme véhicule de certaines substances antiseptiques (un tiers d'eau oxygénée et deux tiers de liquide de LOCKE).

3° *Pansements* : « Les liquides nutritifs réalisent d'excellents modes de pansement pour les plaies de surface; il suffit pour cela d'en imprégner des compresses de gaze, ce qui constitue une sorte de pansement humide, que la plaie soit dans la période initiale de grande infection ou que la suppuration ait presque disparu ; pour les greffes en particulier, ces liquides nous paraissent éminemment favorables. » (SOUBEYRAN.)

4° *Mèches* : Dans les trajets et les fistules, des mèches de gaze imbibées de ces sérums constituent d'excellents pansements dont les effets lymphocytogènes sont semblables à ceux obtenus avec le baume du Pérou, ainsi que l'a montré SOUBEYRAN.

5° *Injections* : Ces liquides nutritifs sont de très bons sérums artificiels que l'on peut injecter par les voies sous-cutanée (SALVA MERCADÉ) et intraveineuse comme le sérum de HAYEM, ou encore par voie rectale à l'aide d'un robinet débitant un goutte-à-goutte continu.

Résultats.

GLEY et LOEWY ont employé pendant huit mois le liquide RINGER-LOCKE dans les plaies de guerre et ils en ont été très satisfaits.

SOUBEYRAN utilise depuis plusieurs mois, à l'hôpital 4 de Verdun en particulier, le *liquide de Schiassi* avec lequel il lave et panse les plaies systématiquement. Récemment cet auteur a complété la formule de SCHIASSI avec celle de HEDON et de FLEIG en ajoutant du sulfate de magnésie et du phosphate disodique. Il ne peut dire lequel des deux liquides est le meilleur.

Nous ne voudrions pas, dit SOUBEYRAN, « faire de ces liquides nutritifs un agent thérapeutique universel, révolutionnant les diverses méthodes de pansement et guérissant rapidement et uniformément toutes les plaies infectées. Depuis la première heure, nous sommes le défenseur résolu, pour les plaies de guerre, de l'incision précoce et large, de la désinfection minutieuse des trajets ; mais, après avoir incisé et utilisé, dans les premiers stades de la désinfection des plaies, certains antiseptiques peu caustiques comme l'eau oxygénée, l'alcool iodé faible, l'éther, nous lavons et pansons avec les liquides nutritifs artificiels.

« C'est ainsi que nous avons déjà traité plusieurs centaines de plaies très infectées, de ces plaies qui nous arrivent des tranchées, après quelques heures, produites par des éclats de grenades, de torpilles ou de bombes, qui créent une infinité de lésions sur un même blessé, avec des souillures affreuses, résultant des terrains contaminés, et souvent gangréneuses d'emblée. D'autres fois, ce sont des fractures par coup de feu, de la jambe, de la cuisse, du membre supérieur ; et ces immenses foyers débridés et détergés, nous les bourrons de gaze et de sérum. Nous avons aussi obtenu de beaux résultats de conservation de membres, pour lesquels se posait la question de l'amputation, soit dans les broiements de l'épaule et du coude, soit dans les fractures du fémur et de la jambe. »

L'AMBRINE

(MÉTHODE DU Dr BARTHE DE SANDFORT)

Le Dr BARTHE DE SANDFORT a découvert, il y a plus de seize ans, les avantages de la paraffine, soit seule, soit associée à des gommes-résines. Durant cette guerre, il a été à même de montrer, à l'hôpital Saint-Nicolas d'Issy-les-Moulineaux, un moyen simple et sûr d'obtenir de la nature la reconstitution intégrale des tissus, « uniquement en leur assurant la chaleur, la protection et l'isolement » sous l'influence d'un produit qu'il nomme *ambrine*.

Constitution de l'ambrine et propriétés physiques.

L'ambrine est un mélange de paraffine et de gommes-résines qui se présente sous la forme de plaques de couleur ambrée, de consistance solide et de densité voisine de celles des paraffines. Cette substance entre en fusion à 50-52°. Son point d'ébullition est à 230°, point qu'il ne faut pas atteindre, car les vapeurs émises seraient inflammables et pourraient causer des accidents. Afin de ne pas altérer ses propriétés, l'inventeur, le Dr BARTHE DE SANDFORT, recommande de la chauffer lentement et à feu doux, jusqu'à température de 125 à 130° : elle est indiscutablement stérilisée. Il suffira donc de la maintenir dans un bain-marie à une température voisine de 80° pour qu'elle soit prête à être utilisée à n'importe quel moment, « constituant ainsi une provision de cire stérilisée comparable à une réserve d'eau stérilisée ».

« Elles sont toutes deux aussi fluides l'une que l'autre, et j'ai défini l'ambrine un liquide qui se solidifie en se refroidissant. Mais alors l'ambrine se rétracte. Pour se rendre compte de cette rétractilité, il suffit de fixer un tube de verre gradué sur une petite vessie pleine d'eau que l'on plonge dans l'ambrine en fusion. On constate que celle-ci, en se refroidissant, comprime l'eau et la fait monter dans le tube d'une ou de plusieurs divisions, suivant la quantité de matière qui l'entoure. On comprend donc que cette propriété physique qu'a l'ambrine de se rétracter par le refroidissement a pour conséquence de produire une compression des organes sous-jacents et de constituer par là même un pansement *doucement et continuellement compressif.* » (BARTHE DE SANDFORT.)

L'ambrine possède, de plus, une grande capacité calorique qu'elle conserve. Vingt-quatre heures après l'application du produit sur la peau, sa température est encore voisine de 40°. On peut vérifier le fait de la façon suivante : enduire la peau d'une couche assez épaisse d'ambrine à 60°, y inclure un thermomètre qui sera recouvert de coton imprégné de la matière et, par-dessus, fermer le tout *hermétiquement* avec de la ouate et des bandes. Si l'air ne peut pas pénétrer sous la carapace, on constatera, le lendemain de l'application, une température qui sera voisine de 39° à 40°.

Effets physiologiques.

L'emploi de cette substance a pour seul but l'isolement absolu des tissus malades. Elle leur permet de se reconstituer naturellement sous une cuirasse protectrice, à l'abri des contacts brutaux, des changements de température, de l'action des microbes ou de tout autre agent nocif.

Dans ce milieu, formant étuve à température constante éminemment favorable, la cellule prolifère rapidement, et les pertes de substance se comblent d'une manière étonnante. Cette méthode n'est pas absolument originale. Elle paraît renouvelée des procédés anciens, tels que les cuirasses en diachylon, en vigo, le pansement de Guérin, l'huile chaude d'Ambroise Paré, etc.

« On est frappé de l'apparition au milieu des plaies de ces îlots épidermiques, véritables greffes automatiques résultant d'un essaimage épithélial de la peau voisine... Ce travail réparateur s'opère au milieu d'une lymphe ayant une odeur très forte que l'on pourrait prendre pour du pus. » (Barthe de Sandfort.)

Les tissus présentent une tolérance remarquable pour l'ambrine chauffée, même à une température assez élevée. Déjà à 80°, la main supporte avec peine l'eau chaude ; l'ambrine à 80° est parfaitement supportable à la main et l'est encore à 120° sans brûlure. La peau est ainsi soumise, sans accident, à une thermalité bien supérieure à celle que permet l'emploi de tout autre produit.

Remarquons que, vers 60°, le réseau périphérique se dilate, il y a hyperhémie de la peau et suractivité locale. Les effets physiologiques varient d'ailleurs selon la température à laquelle l'application est faite. Quelques patients présentent même certains symptômes de fièvre quand il est nécessaire de leur faire une large application : légère augmentation de la température interne consécutive à une accélération passagère des pulsations artérielles et à une sensation générale de chaleur parfois accompagnée de moiteur.

Certains malades sans plaies, mais présentant de faibles manifestations arthritiques ou traumatiques très peu étendues et peu douloureuses, affirment avoir éprouvé une sorte d'engourdissement ou plutôt d'assoupissement après emploi de l'ambrine. Les causes de cet assoupissement toutefois restent à déterminer.

Les Drs BARTHE DE SANDFORT et STODEL, en 1905, au laboratoire de DASTRE, avaient déjà fait une remarque semblable en expérimentant sur des animaux : ayant rasé sur quelques centimètres carrés les poils de la face interne de la cuisse d'une vingtaine de chiens, ils avaient constaté que, pendant une heure environ après l'application, la plupart de ces animaux (exactement dix-sept sur vingt) somnolaient sans qu'il fût possible, par l'appât de nourriture, de les tirer de cet engourdissement.

Au commencement de 1917, un malade atteint de

radiumdermite, auquel le Dr BARTHE DE SANDFORT avait appliqué pour la première fois un pansement à l'ambrine, lui disait que, peu de temps après le pansement, il avait éprouvé une sensation d'engourdissement et avait dormi pendant trois heures.

L'ambrine aurait donc une action sédative générale outre son action analgésique locale, et pourtant elle ne contient aucune substance médicamenteuse.

Son effet physiologique le plus remarquable est, sans contredit, l'apaisement de la souffrance la plus cuisante, non seulement sur les brûlures et les gelures, mais encore sur les rhumatismes, névralgies, zonas, etc.

Les brûlures.

La guérison de la brûlure est généralement difficile à réaliser ; elle occasionne au malade des souffrances aiguës ; les soins du chirurgien sont souvent mal récompensés chez des malades que ni les greffes, ni les pommades, ni les divers produits kérato-génétiques ne peuvent guérir. Et si la blessure se cicatrise enfin, que de fois elle est suivie d'accidents qui nécessiteront plus tard des interventions chirurgicales nouvelles. De plus, il est des brûlures spéciales, telles que les brûlures dues aux rayons X ou au radium, qui sont particulièrement rebelles à tout traitement.

L'ambrine paraît réussir dans tous les cas. Elle s'applique sans douleur. Elle s'enlève de même. Pendant qu'elle séjourne sur la plaie la souffrance disparaît, la cicatrisation et l'élasticité des cicatrices ne tardent pas à se produire, réduisant la formation des chéloïdes au minimum, surtout si le malade a été traité immédiatement après l'accident sans avoir subi l'action prolongée des antiseptiques.

Aussi, les brûlés ne redoutent-ils pas de se faire panser par ce procédé.

La peau des anciens brûlés est aussi lisse que celle de l'enfant et, dans la paume des mains, parfois si vivante qu'elle transpire plus qu'auparavant.

Le temps de cicatrisation varie selon l'origine de la brûlure, l'importance de la lésion et la résistance générale du malade.

En effet, si, au cours d'un traitement de brûlures soit aux mains, soit aux pieds ou à la face (deuxième, troisième degré), la santé du patient est altérée par suite d'un état morbide général dû à une septicémie quelconque, la plaie en traitement prend un aspect grisâtre et sa cure est retardée.

Mais si, au contraire, le sujet est sain et bien portant, la cure peut être obtenue en moyenne vers le trente-cinquième jour.

Voici, d'après FAURÉ-FRÉMIET, chef de laboratoire d'histologie au Collège de France, la description de la nature du tissu de réparation créé par l'ambrine.

Le tissu conjonctif se présente comme un mésenchyme embryonnaire, les vaisseaux s'accroissent, il existe de nombreuses figures de division dans les cellules des parois vasculaires. La trame conjonctive est fine et délicate, il ne se produit pas, comme dans le tissu cicatriciel ordinaire, des masses fibreuses. La couche de Malpighi est normale, elle s'avance par division cellulaire et par étalement, puis recouvre peu à peu le tissu. Après l'application d'ambrine sur une plaie, il se produit un *grand appel de leucocytes*. La sérosité que l'on découvre constitue *une véritable purée de polynucléaires* avec quelques grands mono-nucléaires.

A la partie superficielle de la région non épider-misée (tissu conjonctif de nouvelle formation), on voit principalement une couche formée de polynucléaires qui semblent en état de dégénérescence et englobés dans un magma albuminoïde (peut-être une couche protectrice?) qui disparaît quand la couche de Mal-pighi arrive à ce niveau.

Au point de vue bactériologique il existe peu de microbes après le deuxième ou troisième pansement; ceux que l'on retrouve sont en général phagocytés.

Les recherches du professeur LETULLE confirment pleinement les renseignements précédents sur la nature du tissu cicatriciel obtenu à l'aide de l'am-brine.

Manière d'employer l'ambrine.

L'ambrine est présentée sous forme de tablettes brunes rectangulaires.

Pour l'employer, on brise les tablettes, on les met dans un récipient et on les fait fondre à feu doux. Un léger pétillement du liquide ainsi chauffé avertit l'opérateur que l'ambrine a atteint le voisinage de 125°. On cesse de chauffer, l'ambrine est suffisamment stérilisée pour être prête à l'emploi. Cette opération renouvelée trop fréquemment pourrait toutefois en altérer les propriétés efficaces et, dans la suite, on la fait fondre au bain-marie, en évitant de laisser pénétrer de l'eau dans le récipient, ce qui pourrait provoquer des brûlures graves.

La plaie à soigner, minutieusement nettoyée et asséchée, est vivement recouverte d'ambrine liquide stérile au moyen d'un pinceau doux qu'il faut éviter d'appuyer, de peur de froisser douloureusement la couche si mince sous laquelle se fait la réparation. Un peu d'ouate très étirée est étendue sur cette sorte de vernis et recouverte d'une nouvelle épaisseur d'ambrine qui soude la ouate à la première couche.

L'enveloppement se fait ensuite avec du coton comme à l'ordinaire.

Pour enlever le pansement, ce qui se pratique très aisément, on coupe les bandes, on écarte le coton et l'on incise la couche cireuse en la soulevant pour éviter de toucher à la plaie.

Le membre extrait sans difficulté de ce moulage est lavé à l'eau bouillie ou avec une solution très faiblement antiseptique à l'aide d'un tampon d'ouate hydrophile stérilisée que l'on promène légèrement et rapidement sur la plaie.

Dans certains cas, lorsque la plaie prend l'aspect grisâtre, il faut recourir pendant quelque temps à des pansements humides : eau alcoolisée, huile goménolée, etc.

Pour hâter la cicatrisation trop lente à réaliser on peut alterner le pansement à l'ambrine pendant deux jours avec un pansement différent durant le troisième jour (huile goménolée, baume du Pérou, etc.) et ainsi de suite.

Parfois on associe d'autres procédés, l'air chaud

ou le liquide de DAKIN par exemple, au traitement par l'ambrine.

Les gelures.

Le traitement des gelures est identique au traitement des brûlures. On verse l'ambrine en fusion dans un récipient où l'on pourra baigner le membre malade en évitant qu'il puisse toucher les parois si elles sont métalliques.

Le *furoncle,* le *panari,* l'*anthrax* et même les *ulcères variqueux* semblent avoir comme traitement de choix le procédé par l'ambrine.

Les *hydarthroses* anciennes et rebelles, les *pleurodynies,* les *névralgies,* la *goutte,* les *orchites* et certaines affections cutanées ont été traitées de même avec succès.

Ce traitement fut appliqué dans des cas très difficiles où l'absence de tout lambeau de chair rendait la cicatrisation très pénible, par exemple dans une désarticulation de l'épaule avec très large surface béante; la guérison put être obtenue dans d'excellentes conditions.

Mécanisme de la cicatrisation des plaies.

A l'aide du pulvérisateur ou d'une seringue on projette de l'ambrine aussi fluide que de l'eau par l'orifice de la plaie jusqu'à ce que le liquide regorge au dehors. Puis on applique une mince couche d'ouate que l'on fait adhérer avec une couche d'ambrine recouverte à son tour par plusieurs autres couches de quelques centimètres plus larges autour de l'orifice, car l'hyperémie générale de la région résultant de cette cuirasse complète l'action locale de l'injection.

L'ambrine employée à 90° environ ne tarde pas à se solidifier à la température du corps, à l'intérieur et à la surface de la plaie, en se contractant sur elle-même. Après un certain temps, suffisant pour assurer son action stimulante et microbicide sur les parois de la plaie, elle s'éloigne de celles-ci. Elle moule intérieurement, mais à une petite distance des parois, la forme de la plaie et reste suspendue à la carapace extérieure formée sur le tégument.

C'est un bloc cireux, véritable mèche malléable, rigoureusement stérile, qui laisse toute liberté d'écoulement à l'extérieur des liquides existant ou se formant dans la cavité.

Les parois de la plaie subissent bientôt des modifications profondes sous l'influence de la température, et le bourgeonnement commence, ce que l'on a souvent constaté sur de vastes plaies de chevaux où l'observation était rendue assez facile par les dimensions de tous les éléments.

On enlève le premier pansement après vingt-quatre ou quarante-huit heures : la cavité s'est rétrécie de toute l'épaisseur de la lame de bourgeons qui la tapissent maintenant partout également.

Avec une mèche de gaze qui porte sur certains points et manque sur d'autres on ne peut obtenir cette prolifération régulièrement progressive, à moins que l'opérateur n'intervienne volontairement dans cette manœuvre exécutée à l'aveuglette.

L'uniformité de pression obtenue par l'ambrine

facilite la production égale de tissu fibreux sur *tous les points en même temps* et la plaie se comble sans que des soudures irrégulières dues au développement trop rapide de certains bourgeons éloignés les uns

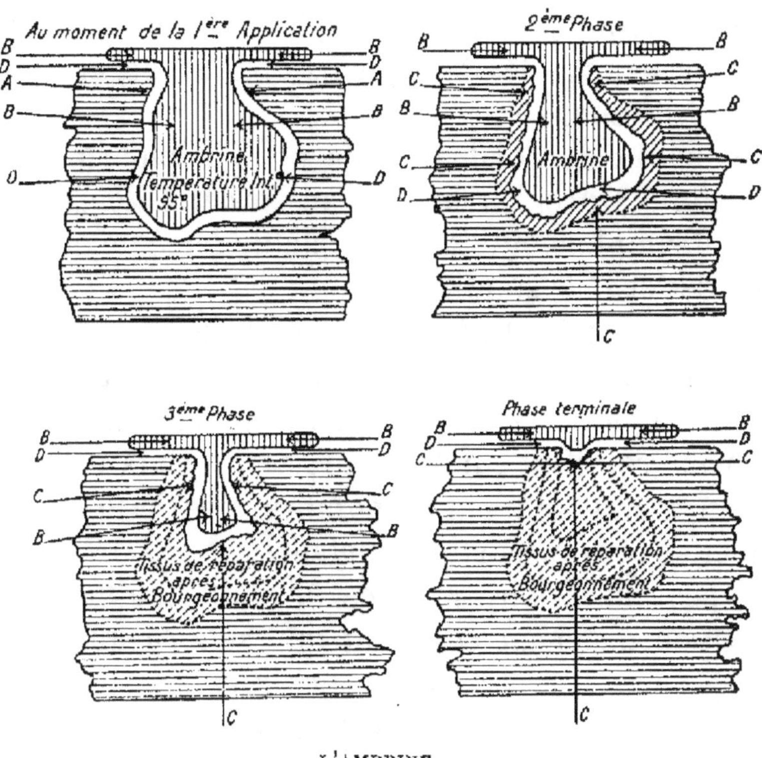

L'AMBRINE

Fig. 6. — Mécanisme de la cicatrisation des plaies.

des autres organisent la production de brides fâcheuses.

A la deuxième application l'ambrine se comporte de même. Le nouvel espace laissé libre par la contraction de la matière refroidie laisse une place nouvelle à la seconde poussée de bourgeons devant lesquels elle recule uniformément sans jamais les froisser, les bridant très doucement et restant assez molle pour céder sous leur pression.

En même temps la sclérose se poursuit (Voir sur le schéma les phases de la réparation).

La mèche constituée par l'ambrine se réduit proportionnellement aux espaces de plus en plus restreints laissés par les bourgeons et leur organisation en tissu fibreux.

Au niveau de l'orifice de la plaie l'épidermisation se produit entre les bords sans les tirailler, en les soudant simplement, ce qui explique la régularité des cicatrices et leur solidité.

Un usage de l'ambrine peu connu est le nettoyage des plaies dans les postes de secours. Ce nettoyage se fait en quelque sorte mécaniquement tandis que l'ambrine refroidit sur la plaie ; ce procédé a l'avantage en même temps d'immobiliser les lésions et de permettre le transport des malades.

On peut aussi faire avec ce produit un appareil de contention aisément construit qui, sans la dureté du plâtre, permet le transport des blessés atteints de fractures ouvertes, même avec esquilles, presque sans douleur. Cinq ou six immersions dans l'ambrine suffisent à l'obtention d'une couche assez résistante pour qu'il faille un véritable effort pour la briser. A l'ambulance, le chirurgien fend la carapace et trouve la plaie propre et les fragments placés tels qu'on les a laissés.

MOYENS D'ÉVITER AUX BLESSÉS LES CRUELLES SOUFFRANCES D'UN TRANSPORT DÉFECTUEUX

S'il est de tout intérêt pour le blessé de recevoir au plus tôt sur le champ de bataille un pansement sûr, simple, aux effets tellement durables qu'il puisse sans dommage ne pas être renouvelé pendant douze, vingt-quatre, quarante-huit heures, il n'est pas moins important qu'une méthode d'appareillage en vue de la relève des blessés et de leur première évacuation puisse permettre de faire vite et bien. Ces conditions nous semblent être réalisées par l'emploi des manchons articulés G A B, appareils de contention imaginés par le médecin-major de 1re classe DUTARD, de Paris, médecin traitant, assistant de chirurgie à l'hôpital militaire du Grand Palais.

Au point de vue de leur fonctionnement, ou mieux de leur utilisation, ils peuvent être divisés en trois catégories ou plutôt envisagés à trois points de vue différents.

La première catégorie envisageant ces appareils au point de vue du secours immédiat et d'une action provisoire, comprend les appareils bons pour la relève,

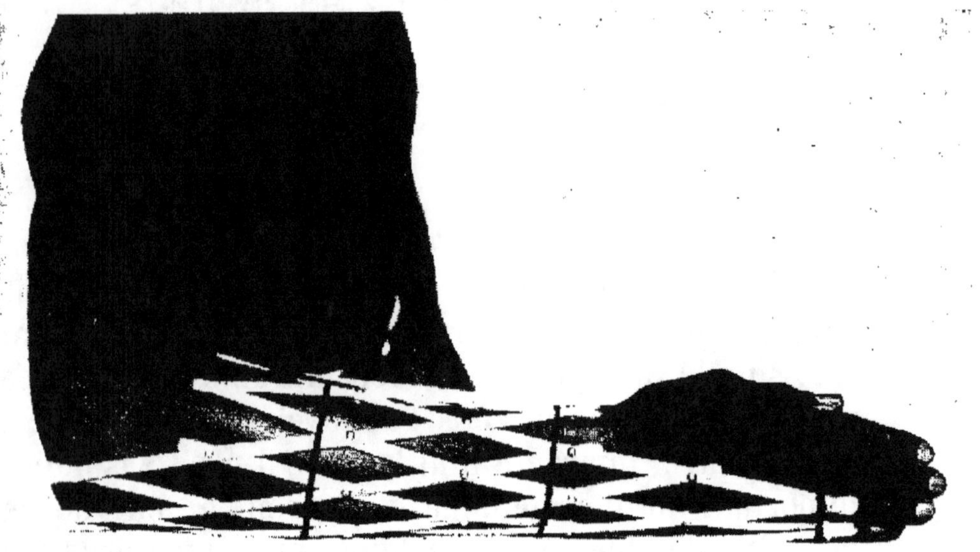

Appareil de contention : le mousquetaire.

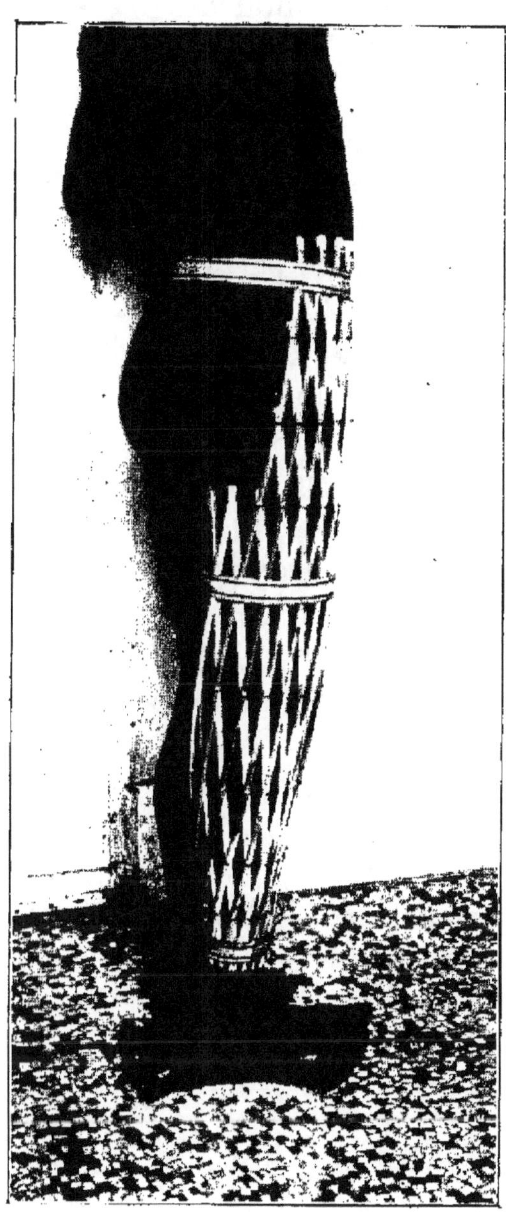

Fig. 11. — Appareil de contention : la basane.

le transport ou l'évacuation des blessés. Ils doivent être simples, résistants, élémentaires, d'application facile et de préférence à attributions multiples.

La deuxième catégorie comprend les mêmes appareils plus spécialisés, mieux adaptés comme taille, résistance, forme ou matière composante, à une région ou à une fonction particulière.

Réduits à l'une de leurs nombreuses attributions, ils sont capables de suppléer et parfois de remplacer l'appareil définitif et deviennent ainsi appareils de l'arrière, demi-provisoires.

La troisième catégorie comprend les appareils ou un de leurs éléments essentiels, agissant seul ou en combinaison pour un traitement définitif. Nous ne pouvons décrire chacun de ces appareils dans ses détails, nous nous contenterons de montrer à nos lecteurs quelques clichés représentant les appareils dénommés :

1° Le *mousquetaire* (Pl. V) pour l'immobilisation de l'avant-bras ;

2° La *basane* (Pl. VI) pour l'immobilisation du membre inférieur, articulation tibio-tarsienne comprise.

COMMENT PRÉVENIR
L'INFECTION DES PLAIES DE GUERRE
CHEZ NOS SOLDATS

———

Avec la guerre on a vu reparaître la gangrène gazeuse, le tétanos, la septicémie (frisson violent suivi de l'empoisonnement du sang), d'innombrables abcès au foie, dans les poumons, les articulations, l'érysipèle, le phlegmon diffus, etc.

La plus rigoureuse propreté préside pourtant autant qu'avant la guerre à toutes les opérations chirurgicales. Avec autant de zèle on s'applique à empêcher la pénétration chez les blessés des organismes microbiens producteurs d'infection. Jamais les chirurgiens n'ont été plus soigneux ; leurs gants d'opération sont chaque fois passés à l'étuve ; leurs instruments chauffés à l'autoclave leur sont rendus avec des pinces également stérilisées. Quant aux pansements, ils sont tous antiseptiquement préparés à l'avance et ne sortent de leurs enveloppes imperméables que pour être employés immédiatement.

L'agent vulnérant, balle, éclat d'obus, de shrapnell n'est pas davantage entouré de bactéries nocives. Il est le plus souvent parfaitement aseptique, n'étant sorti du feu que pour être empaqueté.

Mais, s'il n'est pas infectieux par lui-même, il fait pénétrer dans la plaie les agents infectieux en entraînant avec lui des fragments de vêtements forcément très sales, véritables « bouillons de culture » pour les organismes microbiens de toute nature.

Pour que les blessures soient moins souvent mortelles, il est assez curieux de constater qu'il faudrait que nos soldats reviennent aux habitudes de certains peuples primitifs, ou mieux aux coutumes de leurs ancêtres gaulois, qui se débarrassaient de leurs vêtements, tout comme quelques héros de la Révolution, pour combattre plus à l'aise.

Ce moyen, difficilement acceptable à notre époque, ne manquerait pas de pittoresque. D'ailleurs, nous n'oserions affirmer que dans la chaleur de l'action plus d'un « poilu » ne l'ait essayé, sans avoir voulu cependant ainsi mériter son surnom.

De là à l'ordonner à tous il y a un monde d'impossibilités, à commencer par les exigences de la température. Comme les Gaulois, nos soldats ne peuvent se contenter de combattre pendant les beaux jours de la saison d'été. Or, c'est l'hiver surtout que les vêtements sont boueux. Quant aux autres inconvénients fort nombreux, chacun peut aisément les deviner.

Donc tout le mal vient du vêtement souillé. C'est lui qu'il faudrait rendre inoffensif.

Un médecin des hôpitaux, le Dr PAUL CARNOT, a étudié cette question au moyen de nombreuses expériences.

Une première série l'a conduit à la conclusion que

« les vêtements souillés de terre et de matières stercorales représentent l'intermédiaire de contamination le *plus habituel* entre la septicité des milieux extérieurs et l'infection des blessures de guerre ».

La boue qui souille les vêtements contribue à l'infection des plaies de guerre dans des proportions énormes. Pour s'en convaincre, il suffit de jeter quelques parcelles de terre provenant des tranchées dans différents milieux nutritifs tels que : bouillon de bœuf, gélose, etc., et de laisser le tout reposer à une température favorable. « On est alors surpris de l'abondance et de la variété des germes qui se développent » et de leur analogie avec les microbes infectant les blessures contractées aux mêmes endroits. « Il suffit d'autre part d'inoculer à un cochon d'Inde ou à une souris des parcelles de terre pour observer diverses variétés d'infection suraiguë, de suppuration, de gangrène gazeuse, de tétanos, que l'on observe chez les blessés et qui semblent d'ailleurs varier suivant la nature des terrains où ils ont séjourné. »

Il n'est guère aisé, cela se conçoit, de nettoyer, lessiver, stériliser surtout, les uniformes au cantonnement et encore moins dans la tranchée. « En tout cas, les lessivages et le renouvellement du linge resteront de beaucoup la méthode la plus simple » pour affaiblir le danger.

Quant au vêtement, on pourrait le protéger au moyen d'un survêtement analogue au cache-poussière. « Les conditions de ce survêtement sont d'être lisse, imperméable, impénétrable et facilement lavable. Les grands pardessus imperméables, caoutchoutés ou huilés, adoptés par les officiers, constituent des protecteurs efficaces. Il en serait de même du simple bourgeron imperméabilisé, largement ouvert sous les bras pour laisser se faire la transpiration », condition indispensable pour éviter un véritable bain de sueur au soldat.

Toutefois, ce survêtement sera-t-il tenu continuellement par son possesseur en état d'extrême propreté?

Mais il reste une troisième méthode qui pourrait même n'être que le complément des précédentes : c'est de rendre le vêtement inoffensif en fixant dans l'étoffe des substances antiseptiques.

On parvient à fixer certains antiseptiques dans une trame de tissu en les incorporant à une substance imperméable telle que l'huile ou le caoutchouc.

Le formol rend la gélatine insoluble. La gélatine formolée donne donc de bons résultats, mais il faut renouveler assez souvent la pénétration par le formol, ce qui est facile.

Au caoutchouc on peut incorporer du crésyl, du naphtol, de l'eucalyptol, tous solubles dans la benzine qui, ainsi chargée, pénètre les tissus en même temps que l'imperméable.

On peut encore antiseptiser des tissus huilés ou paraffinés grâce à l'addition de substances antiseptiques solubles dans l'éther ou le sulfure de carbone.

Enfin l'usage de savons à l'oxyde de zinc ou à l'oxyde de cuivre a donné de bons résultats.

Mlle Mary DAVIES, bactériologiste au *Robert Walton Goelet Research Fund* à l'hôpital militaire de Ris-Orangis, s'est occupée de questions analogues. En collaboration avec le Dr TAYLOR, chef du laboratoire de cet hôpital, elle est arrivée à des conclusions semblables à celle du Dr P. CARNOT.

Elle préconise le pyxol mélangé au crésyl et au savon noir. « Cette substance est peu coûteuse, inoffensive comme couleur et comme odeur et n'est pas irritante pour la peau, même quand le linge, trempé dans une dilution à 5 °/₀ de ce produit, est porté avant d'être tout à fait sec. »

Cinq à six mois après, le drap ainsi trempé est encore capable de détruire les microbes.

Ajoutons que la propreté individuelle est indispensable. Les chefs de corps y veillent heureusement, et un simple savon au cuivre, au zinc ou au pyxol, joint à un vêtement rendu antibactérien, fait le reste.

CONCLUSION

Si l'on veut définir la conduite à tenir en présence
des plaies de guerre, on pourra établir trois stades :

1° *Stade mécanique.* — Dans presque tous les
cas, le débridement précoce et large constitue le procédé de choix et le moyen de traitement le plus efficace pour les plaies de guerre.

Il est inutile de faire intervenir les antiseptiques si
le foyer infecté n'est pas entièrement mis à nu jusque
dans ses plus intimes profondeurs. Cette première
opération doit être une désinfection plutôt mécanique
qu'antiseptique. Elle nécessite l'anesthésie générale
et les temps sont les suivants :

Faire disparaître, par le rasage et le nettoyage de
la peau, les poils et les saletés qui peuvent s'y trouver ;
usage de la teinture d'iode dédoublée ; nettoyage de
l'orifice et du trajet par de l'éther et de l'eau oxygénée
mis sur un écouvillon ; débridement large. Ablation
des débris, extractions des corps étrangers (débris
d'effets, terre, gravier, etc.) ; recherche du projectile
avec contrôle radioscopique ou épreuve radiogra-
phique préalable ; hémostase, ablation des caillots ;

s'il s'agit d'une lésion osseuse ou ostéo-articulaire, extraction économique des esquilles ou résection, abondants lavages, emploi des antiseptiques.

2° *Stade antiseptique ou chimique*. — Lorsque la plaie est bien débridée ou nettoyée, on peut employer, pour éviter la pullulation microbienne, certains antiseptiques en pulvérisations, attouchements ou lavages. Alors il est de toute nécessité de ne faire usage que de solutions suffisamment fortes, mais pas trop, pour éviter de porter atteinte à la défense des cellules en les altérant.

3° *Stade des moyens physiologiques*. — Ces derniers s'adressent tout particulièrement aux tissus dont on désire augmenter la résistance tout en augmentant leur vitalité. Les sérums nutritifs artificiels créent un milieu convenable pour aider à la défense et à la reconstitution régionales.

** **

Un fait nouveau se dégage avec netteté. C'est qu'au chirurgien se sont joints des collaborateurs éminemment scientifiques : le bactériologiste, l'histologiste et le biologiste, pour suivre pas à pas l'évolution de l'infection des blessures de guerre. De remarquables résultats ont été obtenus ainsi qu'ont pu le constater nos lecteurs, au cours de cette revue rapide de l'état actuel de nos connaissances sur les moyens rationnels de traiter les plaies de guerre.

INDEX DES NOMS PROPRES CITÉS

Hayem, médecin français. Membre de l'Académie de Médecine, professeur à la Faculté de Médecine de Paris.

Hedon, professeur à la Faculté de Médecine de Montpellier.

Kenneth Taylor, bactériologiste américain.

Kocher, chirurgien allemand.

Lacapère, médecin français.

Leblond, médecin français.

Leclainche, vétérinaire français.

Le Dentu, médecin français. Professeur à la Faculté de Médecine de Paris.

Lematte, médecin français.

Lenormand, chirurgien français.

Letulle, médecin français. Professeur à la Faculté de Médecine de Paris.

Lister, chirurgien anglais.

Locke, biologiste anglais.

Loewy, médecin français.

Lucas-Championnière, chirurgien français.

Lumière (A.), industriel et savant français.

Mencière, chirurgien français.

Mondeville, médecin du roi de France Philippe IV le Bel.

Morestin, chirurgien français. Professeur agrégé à la Faculté de Médecine de Paris.

Mortier, médecin français.

Nélaton, chirurgien français.

Nimier, médecin inspecteur général de l'armée française.

Ombredanne, chirurgien français.

Paré (Ambroise), illustre chirurgien français du seizième siècle.

Pasteur, illustre savant français.

Policard, histologiste français. Professeur agrégé à l'École de Médecine de Lyon.

Quenu, médecin français. Professeur à la Faculté de Médecine de Paris.

Richet (A.), médecin français. Membre de l'Institut.

Ringer, biologiste anglais.

Salva Mercadé, médecin français.

Seguin, médecin de la marine française.

Soubeyran, médecin français.

Stodel, médecin français. Préparateur à la Faculté des Sciences de Paris.

Vallée, professeur à l'École vétérinaire d'Alfort.

Vennin, médecin français.

Vincent, médecin inspecteur de l'armée française.

Weinberg, bactériologiste à l'Institut Pasteur.

Wright (Almroth-E.), médecin colonel de l'armée britannique.

INDEX TECHNOLOGIQUE

Anaphylactique. — L'anaphylaxie est l'accroissement, dans de fortes proportions, de la sensibilité d'un sujet vis-à-vis d'un poison, par le fait d'une seconde injection de ce même poison.

Anticorps. — Substances existant dans le sérum sanguin et chargées de défendre l'organisme quand un élément étranger (corps ou antigène) y est introduit.

Arthrotomie. — Ouverture d'une articulation.

Astragalectomie. — Ablation de l'astragale, un des os du pied.

Attrition. — État de ce qui est attrit, mortifié.

Catgut. — Fil à ligature préparé avec l'intestin grêle du mouton.

Chéloïde. — Tumeur fibreuse se développant dans le derme ou au niveau d'une cicatrice, notamment dans les cicatrices de brûlure.

Cytogène. — Qui est capable de régénérer les tissus en favorisant la poussée de cellules nouvelles.

Déterger. — Nettoyer, débarrasser une plaie de tout ce qui la souille.

Frottis. — Préparation microscopique obtenue en frottant une petite quantité de pus sur une lame de verre à l'aide d'un fil de platine, par exemple.

Hématose. — Tumeur constituée par du sang.

Hémostase. — Pratiquer l'hémostase d'une région, c'est faire en sorte qu'aucune goutte de sang ne puisse se répandre dans cette région.

Hyperhémie. — Afflux excessif de sang dans un organe qui se trouve alors congestionné.

Idiosyncrasie. — État de certains tempéraments faisant preuve d'une susceptibilité exagérée-pour tel ou tel médicament.

Kératinisation. — Production d'une couche cornée à la surface d'une plaie.

Kérato-génétique. — Se dit d'une substance qui engendre la production d'une couche cornée.

Posologie. — La posologie d'un médicament est l'indication des doses auxquelles peut être administré ce médicament.

Rachistovaïnisation. — Injection de stovaïne dans le canal rachidien, dans le but de provoquer l'anesthésie du ventre et des membres inférieurs.

Sclérose. — Durcissement des tissus.

Shock. — État particulier dans lequel se trouve un blessé après une grande commotion nerveuse.

Sphacèles. — Débris de tissus mortifiés.

Synovectomie. — Ouverture de la capsule synoviale d'une articulation.

Vestimentaire. — Qui provient d'un vêtement.

TABLE DES GRAVURES

TABLE DES MATIÈRES

NANCY, IMPRIMERIE BERGER-LEVRAULT — AOUT 1917

LIBRAIRIE MILITAIRE BERGER-LEVRAULT

PARIS, 5-7, rue des Beaux-Arts — rue des Glacis, 18, NANCY

LA GUERRE — LES RÉCITS DES TÉMOINS

La Victoire de Lorraine (24 août-12 septembre 1914). **Carnet d'un Officier de Dragons,** par Adrien BERTRAND. 20ᵉ édition, revue et augmentée. 1917. Volume in-12, avec 18 photographies . . . . **3 fr. 50**

Carnet de route d'un Officier d'Alpins. 1ʳᵉ série : *Août-septembre 1914. En Lorraine. La bataille de la Marne.* 11ᵉ édition. 1916. Volume in-8, avec 6 gravures et 1 carte hors texte, broché . . . . **1 fr. 50**
— 2ᵉ série : *Octobre à décembre 1914. En Argonne. Sur l'Yser. En Artois.* 1916. Volume in-8, avec 3 gravures et 3 cartes hors texte . . . . **1 fr. 50**

Morhange et les Marsouins en Lorraine, par R. CHRISTIAN-FROGÉ. Préface de J.-H. ROSNY aîné. 1917. Volume in-12, avec 16 photographies et 4 cartes. **3 fr. 50**

Journal de Campagne d'un Officier de ligne. *Sarrebourg. La Mortagne. Forêt d'Apremont,* par le capitaine RIMBAULT. Préface de Maurice BARRÈS, de l'Académie Française. 1916. Volume in-12, avec 8 illustrations et 3 cartes, broché . . . . **3 fr. 50**

La Croix des Carmes. *Documents sur les Combattants du bois Le Prêtre,* par Jean VARIOT. 1916. Volume in-16 jésus, avec 5 dessins de l'auteur. **2 fr.**

Journal d'un Officier de Cavalerie. *Le Raid en Belgique. La Retraite sur Paris. La Bataille de l'Ourcq. La Course à la mer du Nord. Les Tranchées,* par Charles OUY-VERNAZOBRES. 1917. Volume in-12, avec 16 illustrations hors texte. **3 fr. 50**

L'Aube sanglante. *De la Boisselle (octobre 1914) à Tahure (septembre 1915),* par le lieutenant-colonel BOURGUET. Préface du général PERCIN. 1917. Volume in-12, avec 2 portraits hors texte. . . . . **3 fr.**

En Rase Campagne 1914. Un Hiver à Souchez 1915-1916, par Jean GALTIER-BOISSIÈRE. 1917. Volume in-12, avec 17 illustr. par l'auteur. **3 fr. 50**

Charleroi. *Notes et impressions,* par FLEURY-LAMURE, correspondant de guerre français du *Times* en Belgique. Préface de Gerald CAMPBELL, correspondant spécial du *Times.* 18ᵉ édition. 1916. Volume in-8, avec portrait, 2 fac-similés et 5 cartes. **1 fr. 50**

Avec les Français en France et en Flandre. *Impressions vécues d'un aumônier attaché à une ambulance de campagne,* par OWEN SPENCER WATKINS, aumônier aux armées anglaises. Traduit par Henri et Jeanne DUPRÉ. 6ᵉ édition. 1915. Volume in-8, avec portrait et 7 planches . **2 fr.**

Six Semaines à la Guerre. *Bruxelles, Namur, Maubeuge,* par la duchesse DE SUTHERLAND. 6ᵉ édition. 1915. Volume in-8, avec 9 planches hors texte, 2 fac-similés et 1 carte . . . . **1 fr. 50**

Feuilles de route d'un Ambulancier. *Alsace, Vosges, Marne, Aisne, Artois, Belgique,* par Charles LELEUX. Complétées d'après le Carnet de route du Dr Henri LIÉGARD. Préface de M. René DOUMIC, de l'Académie Française. 10ᵉ édition. 1916. Vol. in-8, avec 13 illustr. hors texte. **1 fr. 50**

Sur le Front russe, par Stanley WASHBURN, correspondant de guerre du *Times* près les armées russes. Traduit de l'anglais par Paul RENBAUME. 1916. Volume in-8 de 160 pages, avec 25 photographies hors texte de George H. MEWES . . . . **3 fr. 50**

Face aux Bulgares. *La Campagne française en Macédoine serbe. Récits vécus d'un officier de chasseurs à pied (octobre 1915-janvier 1916),* par Henri LIBERMANN. Préface de Paul MARGUERITTE, de l'Académie Goncourt. 1917. Volume in-12 . . . . **3 fr. 50**